养好脾肺胃，

宝宝少生病、不挑食、长大个

梁惠珍 黄艳萍 主编

江西科学技术出版社

图书在版编目（CIP）数据

养好脾肺胃，宝宝少生病、不挑食、长大个 / 梁惠珍，黄艳萍主编. -- 南昌 : 江西科学技术出版社, 2017.11

ISBN 978-7-5390-6134-4

Ⅰ. ①养… Ⅱ. ①梁… ②黄… Ⅲ. ①婴幼儿－补脾益肺－养生（中医）②婴幼儿－益胃－养生（中医）Ⅳ. ①R256.3

中国版本图书馆CIP数据核字(2017)第278912号

选题序号：ZK2017355
图书代码：D17111-101
责任编辑：张旭　王凯勋

养好脾肺胃，宝宝少生病、不挑食、长大个

YANGHAO PI FEI WEI，BAOBAO SHAO SHENGBING、BU TIAOSHI、ZHANG DAGE

梁惠珍　黄艳萍　主编

摄影摄像　深圳市金版文化发展股份有限公司
选题策划　深圳市金版文化发展股份有限公司
封面设计　深圳市金版文化发展股份有限公司
出　　版　江西科学技术出版社
社　　址　南昌市蓼洲街2号附1号
邮编：330009　电话：（0791）86623491　86639342（传真）
发　　行　全国新华书店
印　　刷　深圳市雅佳图印刷有限公司
开　　本　720mm×1020mm　1/16
字　　数　192千字
印　　张　12
版　　次　2018年1月第1版　2018年1月第1次印刷
书　　号　ISBN 978-7-5390-6134-4
定　　价　32.80元

赣版权登字：-03-2017-394

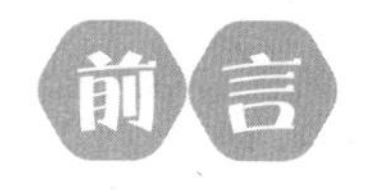

养好脾肺胃，宝宝更健康

我们对孩子最简单的期望就是他们能健健康康地长大。但是，孩子的身体是娇弱的，他们很难抵御身边恶劣环境的侵袭，生病在所难免。

孩子从出生开始到 10 岁之前，有一个非常明显的生理特点，那就是:“脏腑娇嫩，形气未充，但是生长迅速”。

孩子出生以后，脏腑还没有完全发育好，就像是刚刚发芽的小树苗，非常娇嫩，特别容易受到外界环境的影响，略有些风吹草动就易伤及脏腑。

小孩子不管是有形的“形”还是无形的“气”，都尚未发育完全，并不能像成年人那样强壮充实。

虽然孩子容易生病，但是家长也不用太担心，因为孩子“生长迅速”的特点，在生病之后康复得也比较快。

孩子生病了，前去就医确实没有错，但是父母过度依赖医院，将孩子的健康全部寄托在医生的身上，很难取得良好的治疗效果。

中医治病，讲究的是“不治已病治未病”。也就是说，在还没有生病或者即将生病的时候，预先发现，采取措施防患于未然，让它没有机会发展成疾病，比形成疾病后再治疗更重要。

家长们想要做到“治未病”，就一定要学习医学知识，让自己变成智慧型的家长。如果你不懂医学知识，那么你对孩子的健康就没有把控能力，你不知道什么原因会引起孩子生病，也不知道孩子有没有生病的征兆，只能在孩子已经生病的时候匆匆忙忙赶去医院求助于他人。不懂医的家长，在病魔侵袭孩子的时候，永远都是被动的。

保护孩子的身体，要重视心、肝、脾、肺、肾等脏腑器官的调理，只要把五脏调理顺畅了，孩子身体出现的各种问题也就解决了。小孩很少有心肝之火等问题，所以守护好孩子的肺和脾，孩子基本就可以很健康地成长了。

胃和脾是相照应的，胃生病了会伤及脾，脾生病了也会伤到胃。所以我们在养生的过程中，要把脾和胃都兼顾到。

虽然我是一名医生，但是我不希望在医院里看到那么多被病痛折磨的孩子，更不希望因为家长不懂医学常识，导致孩子小病变大病。所以，我把这些育儿的经验写下来，和各位家长分享，希望能让孩子少生病；希望各位家长能掌握一定的医学常识，帮助孩子将病魔消灭在萌芽阶段；更希望每个孩子都能够少生病、不挑食、长大个。

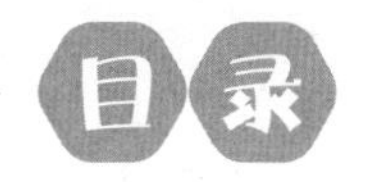

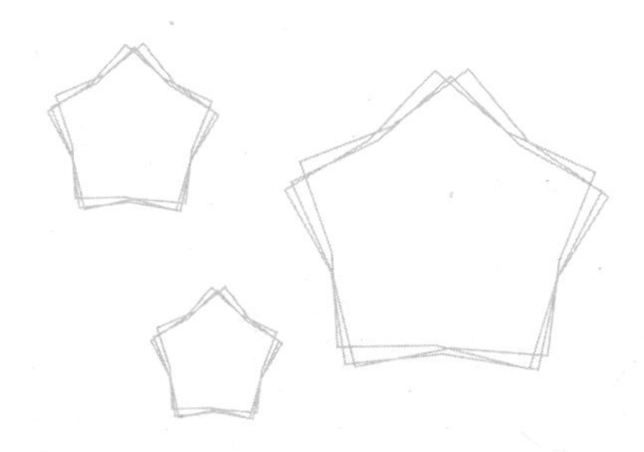

Part 1 父母是孩子最好的医生

Part 2 脾肺健康，外邪难侵

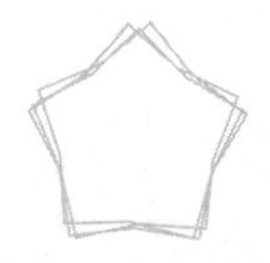

Part 3 孩子老生病，调理脾胃是关键

Part 4 让孩子不感冒、不发烧

Part 5 让孩子不咳嗽

Part 6 让孩子不挑食、不积食

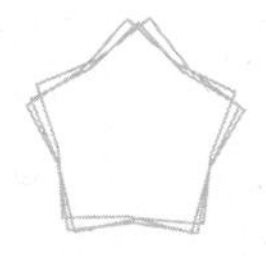

Part 7 成就孩子更“高”的未来

Part 8 传递正能量，成长不烦恼

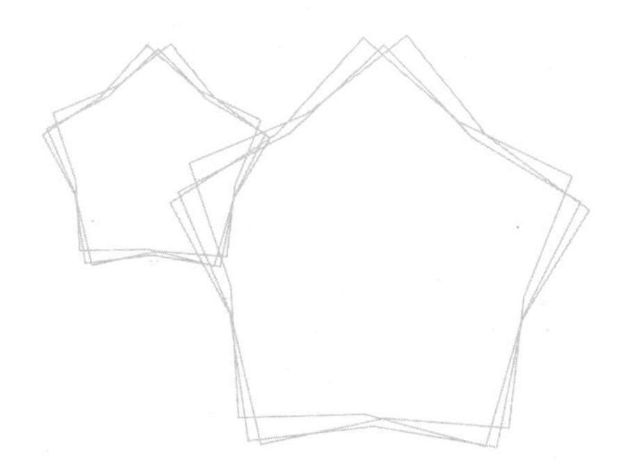

Part 1

父母是孩子最好的医生

生活中，只有父母主动去学习一些相关的医学知识，才能拥有让孩子身心变得强大的智慧。懂医的父母，能够在孩子的身体稍有不适的时候，将疾病消除在萌芽阶段。孩子的健康掌握在家长的手中，负责任的爸爸妈妈们，一定要了解一些基本的医学知识，成为孩子最好的医生。

1 用医学知识守护孩子的健康

孩子的健康，父母做主

很多家长来就医的时候，都会把医生当成是救世主，焦急地央求医生赶快救救自己的孩子。作为一名医生，我能深刻地体会到父母焦虑的心情，我们对孩子最简单的期望就是他们能健健康康地长大。但是，孩子的身体是娇弱的，他们很难抵御身边恶劣环境的侵袭，生病在所难免。

孩子生病了，前去就医确实没有错，但是父母过度依赖医院，将孩子的健康全部寄托在医生的身上是很难取得良好的治疗效果。医生只能在关键时候用药或者其他的医疗手段去帮助孩子渡过难关，他们没有时间和精力像你一样去用心照顾自己的孩子，而且帮助孩子孩子的身体健康也绝不可以靠药物或者其他的医疗手段去维系，所以孩子的健康，一大半掌握在父母的手中。

懂医的父母能将疾病消除在萌芽阶段

生活中，只有父母主动去学习一些相关的医学知识，才能拥有让孩子身心变得强大的智慧，孩子生病时，全家才不会六神无主、坐立难安。

懂医的父母，能够在孩子的身体稍有不适的时候，迅速判断症状并选择正确的治疗方案，将疾病消除在萌芽阶段。比如，感冒初期，孩子会有打喷嚏的症状，但却很少能引起家长的重视，多数家长都会认为打喷嚏是一件再正常不过的事情了。其实，这一阶段正是消除感冒的重要时期，错过了这个时期，孩子的感冒就有可能越来越重，再想治疗就会比较吃力了。

曾有一位王女士，她的女儿从小身体就比较弱，经常生病。现在上了幼儿园，只要班里的小朋友感冒了，她很快就会被传染。孩子最初只是发烧，继而开始咽喉肿痛，然后就开始咳嗽。即使是感冒好了，咳嗽也需要很久才能治好。每次看到女儿咳嗽，她都恨不得自己替孩子生病。

我告诉她，孩子脾胃不好自然会患顽固性咳嗽，先治好感冒，再调理脾胃，脾胃好了病也就少了。在我的建议下，王女士悉心给女儿调理了脾胃，孩子的感冒果然没有再犯。

经过此事，王女士开始学习中医知识，不久后她就能解决孩子的一些小问题了。

前不久，她的女儿又出现了干咳的症状，她通过孩子的症状和近日的生活习惯判断出这是温燥引起的咳嗽，于是在第一时间采取了一系列措施给孩子治病，很快孩子就彻底痊愈了。

懂医的父母能提供更多有效信息

一般大医院里人满为患，大多数患者在排队数小时之后，得到的只是几分钟的诊疗时间。作为家长，我们如果能够与医生进行有效的沟通，对孩子的治疗也能起到很好的促进作用。

一般情况下，只要家长能够准确地说出孩子发病前的重要信息，医生就知道该使用怎样的治疗方案了。比如，孩子咳嗽，医生往往会询问家长孩子有没有痰，如果有又是什么颜色的。粗心又不懂医学知识的家长不知道需要观察孩子有痰没痰以及痰的颜色，那么就不可能给医生提供有效的信息，有的家长甚至想当然地提供一些错误的信息，这会影响医生的判断，耽误孩子的治疗。

孩子的健康掌握在家长的手中，负责任的爸爸妈妈们，一定要了解一些基本的医学知识，很多时候，孩子生病并不需要冒着会交叉感染的风险去医院排队，因为父母就可以成为孩子最好的医生。

2 你家孩子是什么体质

“五行”指的是金、木、水、火、土，它们无所不在，相互影响，维系着自然的平衡。天人相应，人作为自然界的一部分，其体质也可以划分成五种，即传统中医理论中的五行体质。孩子的体质，很大程度上是从母体带来的，父母应该学会判断孩子是什么体质，并顺势调理。

图解五行体质

五行	对应系统	五脏	五体	五窍	五志	五季
金	呼吸系统	肺	皮毛	鼻	忧	秋季
木	内分泌系统	肝	筋	目	怒	春季
水	泌尿系统	肾	骨	耳	恐	冬季
火	循环系统	心	脉	舌	喜	夏季
土	消化系统	脾	肌肉	唇	思	长夏

判断孩子缺什么

▲ 缺金体质

1. 说话声音低，气息较弱。（ ）是（ ）否
2. 鼻孔干燥，天冷时有清鼻涕。（ ）是（ ）否
3. 性格内向，不喜讲话，人多的场合会怯场。（ ）是（ ）否
4. 面色发白，易出汗，皮肤较为干燥。（ ）是（ ）否
5. 换季或天气变化时，容易出现感冒、过敏、皮肤病等症状。（ ）是（ ）否

体质分析：如果选择“是”较多，就说明孩子属于缺金体质，即肺气虚。

▲ 木旺体质

1. 脾气暴躁，冲动任性，经常会有恐慌或焦虑的情绪。（ ）是（ ）否
2. 眼屎多，喜欢眨眼睛，容易抽筋。（ ）是（ ）否
3. 面红目赤，头屑较多，头发油腻。（ ）是（ ）否
4. 听力下降，大便色青。（ ）是（ ）否
5. 嘴唇、舌质以及指纹呈青紫色，时时口苦。（ ）是（ ）否
6. 常常出现抽搐、惊风、斜视等症状。（ ）是（ ）否

体质分析：如果选择“是”较多，就说明孩子属于木旺体质，即肝火旺。

▲ 缺水体质

1. 孩子学说话和走路要晚于同龄孩子，四肢的发育以及饭量也差于同龄孩子。（ ）是（ ）否
2. 智力水平和反应能力不如同龄孩子，注意力不集中。（ ）是（ ）否
3. 心智发育不全，有口吃、记性差等情况。（ ）是（ ）否
4. 面色灰黑，眼眶发黑，指纹色淡。（ ）是（ ）否
5. 容易出现毛发稀疏、牙齿松动等情况。（ ）是（ ）否

体质分析：如果选择“是”较多，就说明孩子属于缺水体质，即肾精不足。

▲ 火旺体质

1. 性格外向，活泼好动，面色偏红。（ ）是（ ）否

2. 咽喉干燥，经常口渴，小便短小色黄。 ( ) 是 ( ) 否

3. 以自我为中心，听不进别人的意见。 ( ) 是 ( ) 否

4. 多汗，舌质红而干，指纹呈紫色或红色。 ( ) 是 ( ) 否

5. 易怒、易激动，容易患口腔溃疡。 ( ) 是 ( ) 否

体质分析：如果选择“是”较多，就说明孩子属于火旺体质，即心火旺。

▲ 缺土体质

1. 好静，不喜欢运动，遇事比较被动。 ( ) 是 ( ) 否

2. 不爱吃饭，难以适应食谱发生变化。口水较多，大便稀溏不成形。 ( ) 是 ( ) 否

3. 指甲、舌质、嘴唇颜色较淡，容易有地图舌、指纹郁滞。 ( ) 是 ( ) 否

4. 常常会出现肠胃和消化方面的疾病，比如腹泻、消化不良等。 ( ) 是 ( ) 否

5. 身体消瘦、四肢无力、面色萎黄、容易感到疲倦。 ( ) 是 ( ) 否

体质分析：如果选择“是”较多，就说明孩子属于缺土体质，即脾虚。

▲ 标准体质

1. 孩子精力充沛，食量正常，身高体重与年龄相符。 ( ) 是 ( ) 否

2. 性格开朗活泼，喜欢与人相处，对外界环境的适应能力很强。 ( ) 是 ( ) 否

3. 身体强壮，面色红润，头发又光泽，反应敏捷，听觉的嗅觉都非常灵敏。 ( ) 是 ( ) 否

4. 唇色红润，舌质红，舌上有一层薄薄的白苔。 ( ) 是 ( ) 否

5. 不容易生病，即使生病了也能够很快恢复健康。 ( ) 是 ( ) 否

体质分析：如果选择“是”较多，就说明孩子属于标准体质。要督促孩子经常锻炼身体，并注意合理搭配膳食，保持住这种身体状态。

3

让孩子不生病比治病更重要

不治已病治未病

中医治病，讲究的是“不治已病治未病”。也就是说，在还没有生病的时候，预先发现疾病的征兆，采取措施防患于未然，让它没有机会发展成疾病，这比疾病发生后再治疗更重要。

《黄帝内经》中指出：“病已成而后药之，乱已成而后治之，譬犹渴而穿井，斗而铸锥，不亦晚乎？”也是在说：疾病形成了，我们才去治疗它；国家发生祸乱了，我们才去平息它。这就像是一个人口渴了才去打井，国家要打仗了才开始铸造兵器，不是太晚了吗？

在一个人还没有生病之前，就能预判出他快要生病了，并采取相应的措施让症状不再继续发展下去，才是医术的最高境界。

怎样才能“治未病”

家长们想要做到“治未病”，就一定要学习医学知识，让自己变成智慧型的家长。如果你不懂医学知识，那么你对孩子的健康就没有把控能力，你不知道什么原因会引起孩子生病，也不知道孩子有没有生病的征兆，只能在孩子已经生病的时候匆匆忙忙赶去医院求助于他人。不懂医的家长，在病魔侵袭孩子的时候，永远都是被动的。

如果家长能够掌握一定的医学知识，知道孩子为什么会生病，那么他们就不会焦虑和手足无措。有的家长连孩子流的是清鼻涕还是黄鼻涕都分不出来，孩子是风热感冒还是风寒感冒也完全搞不清楚，这样会耽误孩子治病的最佳时机。所以，家长们一定要学习相关的医学知识，对疾病的发生以及各个阶段的基本特征有个最基本的了解。这样才能防患于未然，孩子生了病也知道该怎么做。

此外，掌握一定的医学知识，在孩子生病以后家长才不会过度紧张。其实，孩子生病后，只要找到病因，身体是很容易恢复到健康状态的。如果家长不懂医学知识，孩子有点问题就十分焦虑，惶惶不可终日，也会引起孩子的不安。孩子生病后，家长们一定要调整好自己和家人的情绪，处在和谐的家庭环境中，孩子就会身心愉悦，气血运行就正常，生病后恢复得会比较快，也不容易复发。

最好的时机是“将病未病”之时

作为一名医生，我每天都能看到很多孩子病得很严重，要父母抱到医院来打点滴。这时我会觉得分外心痛，孩子怎么能病到这种程度呢？疾病的形成并不是一天两天可以完成的，它一定是经历了一个过程才会发展到比较严重的程度。如果家长懂一些医学知识，早点发现孩子的异常症状，早点采取措施进行调理，那么孩子的病情绝不至于发展到这么重的阶段。

一般来说，给老人治病会比较麻烦，因为一个医生再有本事，也没有办法阻止老人走向衰老的过程。但是小孩子的病往往是非常好治的，即使不怎么用药，也会恢复得特别快。所以，如果家长能够看出孩子将要得病，很多问题都是可以自己解决的。

而有些病，一旦发展到比较严重的程度，医生可能拼尽全力也没办法治好了。所以，家长朋友们一定要学习一些医学常识，知道孩子什么时候将要生病，知道孩子是因为什么而生病，更知道如何调理才能将疾病扼杀在萌芽状态。要知道，治病的最好时机是在“将病未病”之时，我们一定要在疾病的早期进行干预，阻止孩子进入生病状态。

4

正确认识孩子的生理特点

中医认为，孩子从出生开始到 10 岁之前，有一个非常明显的生理特点，那就是：脏腑娇嫩、形气未充，但是生长迅速。在了解如何让孩子少生病之前，我们先来逐一分析一下孩子的各个生理特点。

脏腑娇嫩

孩子出生以后，脏腑还没有完全发育好，就像是刚刚发芽的小树苗，非常的娇嫩，特别容易受到外界环境的影响，略有些风吹草动就容易伤及脏腑。

孩子的很多问题都是因为他们的脏腑娇嫩，没有办法完全消化吸收食物造成的。比如说孩子生病后吃药，如果用药合适且剂量正确，那么药效会显现得非常快，病也会好得很快。但是如果药不对症或者剂量不对，那么孩子的脏腑就会受到损害，甚至会出现旧病未去又添新病的情况。

又比如，孩子吃得过饱，因为脾胃的吸收、消化功能没有完全形成，就会造成积食，孩子的脾胃就容易受到损伤，从而出现肚子胀、厌食、胃里泛酸水等症状，所以“若要小儿安，三分饥与寒”。

中医认为脾胃属土，肺属金，土生金，所以脾胃一旦受损，肺也会随之受害。孩子很多与肺有关的问题比如过敏、感冒、哮喘等等，也多是吃东西引起的。孩子脏腑娇嫩，家长给孩子吃一些乱七八糟的东西，很容易伤害孩子的脾胃，继而影响到肺，导致了一系列消化系统、呼吸系统的健康问题。

很多孩子出现过敏现象，是因为他的消化道黏膜没有完全发育，食物的蛋白颗粒从黏膜穿透进去，进入了身体里，而身体的免疫系统就以为是敌军来袭，开启免疫机制准备作战。所以，孩子肺部的病变，多数与脾胃受损有着紧密的联系，如果肺出了问题，一定要从脾胃开始调理。

形气未充

“形”指的是肉体、形体，是我们身体的物质基础。那么小孩子的“形”有什么特点呢？看外表就知道，它不如成人那么强壮，身体没有强有力的肌肉，整体娇娇嫩嫩，还没有充实起来。

“气”指的是让我们身体的物质基础动起来的那股力量，它推动了我们身体各个器官的有效运转。

“形”是有形之物，“气”是无形之物，小儿“形气未充”是说小孩子不管是有形的“形”还是无形的“气”，都尚未发育完全，并不能像成年人那样强壮充实。孩子像是小花小草一样的娇弱，如果外部环境发生变化或是吃了太多的东西，我们大人还能够很好地调节适应，但是孩子却极有可能生病。所以，家长朋友们一定要注意，不要让孩子吃得过饱，生病时用药也要注意剂量，以免影响到孩子的生长发育。

生长迅速

前面我们提到孩子的生理特点是“脏腑娇嫩、形气未充”，家长朋友们看到后可能会忧心忡忡，提心吊胆了。其实，家长们大可不必过分担心，因为我们的孩子还有另一个生理特点，那就是“生长迅速”。

我们说，孩子就像是初春的小草一样十分娇嫩，但是小草刚长出来的时候，生长得特别迅速，今天你见到它是这个样子，明天就有可能是另外一个样子了。其实，孩子也是这样的。孩子是纯阳之体，就像“旭日之初生，草木之方萌”，他每天都在成长，都在变化，几乎一天一个样儿。

因为孩子有“脏腑娇嫩、形气未充”的生理特点，所以对外邪的抵抗能力较差，容易生病且生病后发展快、转移迅速。《温病条辨·解儿难》中就提到过：“邪气之来也，势如奔马；其传变也，急如掣电。”说的就是孩子一旦抵挡不住邪气而生病，就像马奔跑起来那么快，而病变又像是闪电一样迅速。

虽然孩子容易生病，但是家长也不用太担心，因为孩子“生长迅速”的特点，孩子在生病之后康复得也比较快。所谓“生长迅速”，就是小孩子的身体一旦出现了问题，会自行调整。所以，很多医生会告诉家长在孩子受寒咳嗽的时候不要急于止咳，而是要用一些向外透发的药物，让身体里的寒气发散出来。如果这时家长用了清热解毒的凉药，寒气就会一直憋在身体里面没办法排出，咳嗽就没有办法根治。孩子生病的时候，如果遏制住他们身体的本能，不让他们自己去往正确的方向调理，就等同于把一块石头压在了成长的小草上面。

孩子和成年人不一样，成年人经历过多年社会与自然环境的浸染，身体里存着很多瘀血、湿热等垃圾，这些垃圾会影响身体的自我调节，导致生病以后治愈过程缓慢。但是孩子并没有受到过这么多的污染，身体中没有储存垃圾，脏气也十分轻灵，所以孩子生病以后，通过自身的调节就能够祛除邪气，逐渐康复。

孩子有着“生长迅速”的生理特点，给孩子开的药以及用药的剂量即使很轻，也能起到非常好的效果。有的时候，甚至是推一推相应的穴位，就可以治病。所以，在孩子生病的时候，我们只要顺势调理就可以了，顺其自然比逆势而行要好得多。

Part 2

脾肺健康，外邪难侵

脾为后天之本，孩子身体发育尚未完善，脾功能尚未成熟，但是孩子生长发育所需要的营养物质又比成人的要多，就显得脾功能更加不足。脾和肺这两个脏器对孩子而言十分重要，调理脾、肺需要顺时、顺势而行。

1

孩子爱生病，都是脾虚肺虚惹的祸

保护孩子的身体，要重视心、肝、脾、肺、肾等脏腑器官的调理，只要把五脏调理顺畅了，孩子身体出现的各种问题也就解决了。明代著名的医学家万全曾说过："肝有余，脾常不足，肾常虚，心热为火同肝论，娇肺遭伤不易愈。"小孩很少有心肝之火等问题，所以守护好孩子的肺和脾，基本就可以让孩子远离病魔的侵袭了。

脾为后天之本

凡是对中医有一定了解的人都知道，肾是先天之本，脾为后天之本。先天之本主要是靠父母的给予，而后天之本则依靠脾的吸收、运输以及代谢功能。

脾主运化，孩子吃的饭，要在脾的作用下消化、吸收再输送到全身。脾功能好的孩子吃饭香、消化好，肌肉结实，长得壮，身体自然也会健康。反之，如果脾功能不好，消化系统就差，再多的营养物质也吸收不了，孩子要么瘦得像是豆芽菜，要么虚胖，身体自然就差。

脾益宗气，而宗气又和人的呼吸、声音、气血息息相关。所以，脾功能好的孩子往往声音洪亮，说话时底气非常足。

脾还有摄血、生血的功能。它一方面控制血液在血管中正常流动，另一方面将食物中的营养物质转化为血液，提供人体正常运转的动力。如果孩子脾虚，那么就有可能患上营养不良性贫血，导致孩子体格、智力发育迟缓。

小孩子脾不足是一种生理状态，而并非病理现象。因为孩子身体发育尚未完善，脾功能尚未成熟，但是孩子生长发育所需要的营养物质又比成人的要多，就显得脾功能更加不足。所以，即使是健康的孩子，脾功能也是脏腑功能中相对薄弱的环节，稍微调理不当，就很容易使孩子走向“脾虚”的病理阶段。

肺主一身之气

《黄帝内经》中有“饮入于胃，游溢精气，上输于脾，脾气散精，上归于肺，通调水道，下输膀胱，水精四布，五经并行”的说法。就是说脾运化的精气，需要先输送到肺，肺再将津液遍洒全身，这样才能熏蒸肌肤、充盈五脏、润泽皮毛、布敷各处。所以，肺功能好的孩子，身体健壮，不容易生病。

肺主一身之气，肺所负责的气体交换是一切生命活动的基础。我们都知道，当孩子出生的时候，护士要做的第一件事情就是拍一拍孩子，让他哭出来。这其实就是让孩子的肺开始工作，如果孩子不哭，就比较麻烦了。孩子各个器官的发育和生理功能的发挥，都维系于肺的作用，肺的健康对小儿生长发育很重要。

肺主发散，能将宗气、血液、津液发散到全身各处。孩子的身体发育，大到脏腑、经络，小到皮肤、毛发，都离不开精气。肺气清肃下降，呼气才能平稳，才能将痰湿、风寒等内邪、外邪清除，孩子才能够少生病，健康成长。

肺主行水，通过肺的宣发作用，能够将津液发散到全身，通过肺的肃降作用，能够控制水液的排出。所以，肺功能健全的孩子，水道通达，身体很好；而肺虚的孩子，水道不通，常常会受病痛的侵扰。

在孩子的成长过程中，交叉感染是一件让家长倍感头痛的事情。本来孩子被保护得很好，但是一到学校，和几十个孩子一起上课、玩耍，问题就来了。只要其中有一个孩子感冒，那么自家的孩子就有可能被传染。叶天士曾说过，“温邪上受，首先犯肺”，外感温热病的途径是从口鼻进入，首先伤害到的就是肺部。所以当病邪侵犯孩子的身体，首先就是孩子的肺出问题。孩子感冒时，稍有症状的时候还比较好控制，但是如果不加干预，让病毒继续侵袭，几天之内，孩子就会高烧、痰黄，有可能发展成为肺炎了。

养好脾和肺，全家高枕无忧

脾和肺这两个脏器对孩子而言十分重要，调理脾、肺需要顺时、顺势而行。

首先，家长一定要格外关注孩子的饮食，让孩子做到饮食节制，不挑食、不偏食，也不暴饮暴食。不要过多食用肉类食品，不要让孩子养成偏食、挑食的坏习惯，在做儿童餐的时候，多注意营养搭配，也不要滥用中药材给孩子补身体，小儿脾胃娇嫩，不宜大补。家长还应该注意，不要给孩子食用太多的油炸、辛辣、干燥的食物，尤其现在很多家长会在节假日带孩子去各种快餐店买速食食品，对孩子的吸收和消化功能都有不好的影响。也不要给孩子过量食用高蛋白饮食，如牛奶等，在儿童餐中多添加以膳食纤维和维生素为主的食物，如绿叶蔬菜、南瓜、胡萝卜、薯类等。

其次，要让孩子养成合理规律的作息习惯，做到早睡早起。注意根据天气的变化，及时让孩子增减衣物。督促孩子积极参加各项体育活动，强身健体。

最后，一定要注意孩子的心理健康，要多关心孩子，学会聆听孩子的心里话，切不可让孩子什么事情都憋在心里。

除了上面的行为疗法和饮食疗法之外，还可以尝试一下捏脊理疗，可以调理肠胃机能，疏通经络，增强机体抗病能力。具体做法是用双手的中指、无名指、小手指握成空拳状，食指半屈，拇指伸长，然后沿脊柱用食指和拇指捏起儿童背部皮肤约0.5～1厘米，从上往下推进。每天做1～2次即可。

2 别让空气污染伤害孩子的肺

临床上经常会见到一些这样的孩子，小小年纪就成了医院的老病号。他们患有非常顽固的疾病，比如支气管炎、哮喘等等，时轻时重，久治不愈，一直反复发作，怎么也去不了根。孩子之所以会得这种难以治愈的病，和空气污染有着很大的关系。

众所周知，肺的主要功能是呼吸，而呼吸和孩子的健康有着紧密的联系。很多大人都没有考虑过这个问题，那就是孩子呼吸到的空气和我们大人呼吸到的空气是不一样的。因为大人普遍个头比较高，所以呼吸到的是“上层”的空气；而孩子身材矮小，呼吸到的是“下层”的空气。

以前，“下层”的空气并没有那么糟糕，所以对孩子的影响不大。近年来，大气污染严重，污染物又比较浑浊沉重，往往会飘在空气的下层，所以大部分的污染物都被孩子给吸进去了。我们小时候呼吸的都是带着草木味道的新鲜空气，现在的孩子呼吸的都是带着尾气味道的污浊空气。

此外，因为孩子呼吸的频率比大人更为频繁，所以他们吸收污染物也会比大人更快。还有不少孩子特别喜欢趴在地上玩耍，这就更加重了污染物的吸入量。

空气污染还有一个特点，那就是受周边环境的影响较大。美国曾经做过一项测量工厂附近的高速公路上重金属含量的研究，研究结果表明，在60米以内，重金属的含量都比较高。这个研究结果也告诉我们，孩子的肺部是娇嫩的，一定要尽量远离污染源，否则身体就会受到很大的侵害。

3 家庭装修，小心伤到孩子的肺

家庭装修有隐患

现代人有了自己的房子以后都特别喜欢进行装修，装修的花样越来越多，单是乳胶漆就有很多种品牌，每个品牌又分为很多个系列，简直让人挑花了眼。细心的家长在选择乳胶漆的时候可能会发现，不同系列的乳胶漆不仅仅是颜色或者价位的不同，标注的成分也会有所不同。有的标注的是“无添加”，有的标注的是“超低 VOC”。这其实就是在告诉你其中的甲醛等挥发溶剂的含量是多少，而这些挥发溶剂正是影响健康的安全隐患。

除了乳胶漆，壁纸、地板以及各种家具也都不可避免地含有甲醛，甲醛含量一旦超标，就会危害到家人尤其是孩子的健康。另外，一些宣称是安全环保的装修材料，也可能有甲醛释放，即便是每一种装修材料甲醛含量都不超标，多种加在一起，室内的甲醛含量也会非常大。

装修带来的“肺部污染”

随着儿童白血病发病率的不断攀升，越来越多的现代医学工作者开始研究小儿罹患白血病和家庭装修之间的关系。

多项调查研究显示，白血病和家庭装修有着高度的一致性，很多白血病儿童来自刚刚装修过房子的家庭。装修与白血病的关系逐渐被人们认识，很多家庭的悲剧的确和装修有着千丝万缕的联系。

除了引人注目的白血病，还有一种与装修密切相关的疾病却被人忽视了，那就是“咳嗽”。刘女士的儿子从初秋就开始咳嗽，遇到感冒更是咳得停不住，刘女士看儿子咳得难受，就带来医院看病。但是X线检查也拍了，血也验了，都没有什么问题，咳嗽却一直好不了。追根溯源才发现，刘女士家里新装修了房子，装修完一个月就入住了，入住没多久孩子就开始咳嗽了。

这是因为我们的肺里有很多肺泡，其表面积比皮肤还要大，每天呼吸几万次，很多污染物质都能直接吸附在肺上面。所以，比起其他的器官，肺部更容易受到装修的污染。

让孩子远离装修污染

认识到装修污染对人体的危害后，有孩子的家庭一定要格外注意装修这件事情。装修是一定会有污染的，我们不能因为害怕污染就不装修，但是也一定要尽量将污染降到最低。

首先，在装修的时候一定要选择相对环保的装修材料。比如，同样是墙面装饰，乳胶漆比壁纸更为环保；同样是地面装修，瓷砖地面比木地板的甲醛含量要低很多。此外，一定要选择值得信赖的厂家，同样的壁纸，严格按照国家标准生产的知名厂家，比随意添加各种有害原材料的小作坊要好得多。有孩子的家庭在装修的时候切不可以贪小便宜哦。

其次，装修后一定要通风，甲醛等有害物质都属于挥发溶剂，具有挥发性。如果在装修完成后，能够预留出几个月的通风时间再入住，这些污染物的含量就会大幅度降低，对身体的危害也就没有那么大了。前面提到的刘女士，如果在家里装修后，通风半年左右再入住，她的儿子可能就不会一直咳嗽个不停了。

最后，提醒广大家长朋友，很多幼儿园为了招生，每年暑期都会装修一次，以此吸引家长和小朋友。为了孩子的安全，一定要慎重选择幼儿园，因为新装修后的幼儿园其空气污染会非常严重。

4

少给孩子喝冷饮

大人们有很多不良的生活习惯，例如每天熬夜到很晚才睡觉，夏天喜欢吃冰的东西或者喝冷饮等等。这些习惯导致孩子也特别喜欢喝冷饮。但是家长们千万注意，要少给孩子喝冷饮，因为孩子的抵抗力远远不如大人，冷饮吃多了会对身体造成很大的伤害，长此以往甚至会导致孩子有湿气重的毛病。

中医认为冰冻的食物是非常容易伤脾的，夏天如果常常给孩子喝冷饮，就在无形之中把孩子的脾阳给伤了。人对食物的消化吸收是依靠脾胃功能来完成的，孩子年龄较小，脾胃功能还不是很健全，过多的冷饮非常容易造成孩子脾虚，导致体内的湿气就会越来越重。判断孩子是否湿气重可以观察一下孩子的舌头，如果舌苔满布，舌体胖大，舌苔上面的唾液特别明显，那么就可以判断为湿气重。

冷饮中的主要成分大多是糖、奶之类的，而这些成分营养含量比较少，但是一般都含有比较高的热量。孩子喝了冷饮后往往会产生饱腹感，食欲也会随之下降。这就打乱了孩子的正常饮食规律，不仅对脾胃不好，还容易造成肥胖等问题。

经常喝冰啤酒的人大都会有慢性腹泻的毛病，这其实就是脾肾阳虚的表现。日常生活中，我们也常常会发现，有些孩子吃完冷饮以后会马上咳嗽。而有些孩子在受寒之后虽然短期内看不出有什么伤害，但是秋冬季节，天气转凉，孩子就特别容易出现感冒、咳嗽甚至鼻炎等病症。

所以，如果是身体比较强壮的孩子，夏天偶尔吃一两次冷饮，问题不会很严重。如果孩子本身就是虚寒体质，那就一定要尽可能避免吃冷饮，否则孩子的身体就会因一时的高兴而付出更多的代价。

5

少吹空调，多晒太阳

对现代人来说，吹空调已经成了炎炎夏日的一项福利。空调虽然给我们带来了凉爽，避免了中暑的隐患，但是吹空调也存在着这样那样的隐患。

很多人都不喜欢出汗，因为觉得出汗后黏黏腻腻的非常不干净。但是，出汗是孩子排出湿气的最佳途径之一。一到夏天，家长就会把家里的空调温度调得很低。孩子大多数的时间都待在室内，很少有挥汗如雨的机会。这就会导致孩子的汗液排不出来，水湿就会存在身体里。

我们的身体是非常聪明的，它会随着季节和天气的变化而进行自我调节。到了夏天，气温升高，天气变得炎热，为了适应天气的变化，皮肤就会开泄。毛孔张开后，肺气会推动津液往外走，身体就可以通过这个排汗的过程来散热。

本来肺是要把水通过汗液疏散出去，此时吹空调，冷风把汗液强行堵了回来，肺就需要消耗更多的阳气来完成这件事情。肺主水，肺部阳气受损，其结果是肺更加没有办法来运化水液了，这样体内的湿气就更重了。水湿容易化成痰，出现咳嗽、咳痰等症状。

我们的孩子生长在污染的环境里，呼吸着刺鼻的废气，很少能看到蓝天白云或者满天繁星。鉴于此种状态，我强烈建议各位家长能在周末的时候带孩子去污染比较轻的郊区走一走。让孩子爬爬山，呼吸一下新鲜的空气，在阳光下跑一跑，把体内的湿气排一排。

此外，多进行户外活动，多晒晒太阳，多接触大自然，还能帮孩子开阔视野，让孩子心情变好，对身心发展都有很大的好处。

6

以润为养，这样调理才健康

前面提到过，肺为娇脏，而小孩子的肺尤其娇嫩，所以很容易受伤。那么要如何补肺呢？肺主气，补肺就要帮助肺保持气机运行通畅，如果盲目地进补众多传统滋补品，如羊肉、龙眼等，不仅不利于肺部的健康，还可能会阻碍气的运行，让肺功能变得更糟糕。

肺部喜欢平和的食物

寒凉的食物能损伤肺气。夏天天气炎热，如果孩子贪凉，喝很多冷饮、吃很多冰激凌，非常容易感冒、发烧。寒凉的食物容易形成“内寒”，损伤肺气。如果遇到天气骤变，内寒和外寒一起攻击，寒邪就冲破肺脏的防卫，导致生病。

燥热的食物也会伤到肺脏。这主要是因为肺部喜润恶燥，如果摄入燥热的食物，就容易造成滋润肺部的阴液不足，从而对肺部产生灼伤，长此以往，就很容易感染外邪而生病。

所以，补肺一定要温和，日常饮食应该以性平的食物为主，可以多吃一点银耳、百合、荸荠、莲藕等可以宣肺化痰、疏通经络的食物。

五色入五脏

中医认为五色入五脏，不同颜色的食物对不同的脏腑有着不同的补养作用。其中，黑色补肾、红色补心、黄色益脾、绿色养肝，“肺属金，在色为白”，因此补肺要选择白色的食物，莲藕、冬瓜、百合、银耳、雪梨等都具有润肺的功效。

▲ 莲藕

莲藕是秋季的应季食材，非常适合润秋燥。《本草经疏》曾提到过：“藕，生者甘寒，能除热清胃。”莲藕含有丰富的蛋白质和膳食纤维，不仅可以清热润肺，而且能促进肠胃功能的运转。莲藕清爽可口，味道甘甜，既可以食用，也可以药用，做法更是多种多样。不过莲藕属于寒性食物，孩子不宜食用过多。

▲ 冬瓜

冬瓜含有丰富的维生素和矿物元素，不仅可以润肺养肺，还能够增强呼吸系统的抵抗力。冬瓜全身都可以入药：冬瓜皮利水消肿、清热解暑，还可以用来催乳，常用于治疗水肿、体虚浮肿等等；冬瓜子清肺化痰，常常用于肺热咳嗽、带下白浊等。冬瓜也属于寒凉食物，脾胃虚寒易泄泻者慎用，久病与阳虚肢冷者忌食。如果孩子的脾胃虚弱，常常会腹泻，那么就不宜给孩子多吃冬瓜。

▲ 百合

百合微寒，作用平和，能够补肺阴，兼能清肺热，有养阴清肺、润燥止咳的功效。可用于治疗阴虚肺燥有热所引起的干咳少痰、咯血症状或者咽干音哑等症；同时还可以用于治疗肺虚久咳，如慢性支气管炎、肺气肿、肺结核和咯血等症。

▲ 银耳

银耳是一种非常好的滋养品，含有 17 种氨基酸以及多种矿物元素，是一种极富有营养价值和保健作用的食用菌。《饮片新参》中说银耳“清补肺阴，滋液，治劳咳”，不仅可以美容养颜，也是非常珍贵的补品。虽然银耳适合大部分人吃，但是有风寒感冒、湿热痰多的孩子不宜多吃。

7 秋天是养肺的关键时期

防秋燥

秋天是从什么时候开始的？传统意义上来讲，每年的二十四节气中的“立秋”之时，表示正式进入了秋天。

虽说已然立秋，但是 8 月份的天气还是非常炎热的，孩子们都还在放暑假，属于典型的夏季天气。而“白露”过后，天气开始渐渐转凉，空气中的湿度也会慢慢降低，人们普遍意识中的秋天才真正到来了。

秋季以干燥为特点，对于“喜润恶燥”的肺脏来说，秋是一个具有极大考验的季节。秋天的发病特点在于“秋燥伤肺”，孩子在秋季会感到咽干鼻燥，皮肤干涩、口渴欲饮。此外，我们都知道，秋天早晚温差比较大，早晨和晚上比较凉爽，白天的气温仍然居高不下，天气非常干燥。由于秋天的这些特点，人出汗会比较少，夏季积存在体内的燥热不容易排出，与此同时外界环境的干燥又加剧了燥热，口腔、鼻腔黏膜缺乏水分的滋养，内忧外患之际，肺脏特别容易受到燥邪的灼伤。

在秋季，要谨防秋燥，让孩子多喝水，适当吃一些滋阴润燥的食物，特别注意对孩子肺部的养护。

秋季饮食

少辛增酸是中医学关于秋季饮食的一项重要原则。所谓少辛，就是少吃一些辛辣刺激的食物，比如葱、姜、胡椒、辣椒、花椒等。因为肺属金，通气于秋，肺气胜于秋，辛辣的食物往往会助升内热，让体内的燥邪更旺盛，少吃辛辣食物才能防止肺气太盛。

为了防止肝气受损，应当吃一些酸味的食物。这里的酸味还包含涩味在内，有收敛、固涩作用，用于多汗症及腹泻不止、尿频、遗精等的治疗。此外，酸味与甜味结合有滋阴润燥的作用。

在水果中含酸性物质最多的当属山楂，其次是葡萄。此外，柚子、石榴也是秋天常吃的酸味水果。

早秋晚秋策不同

俗话说：“秋天无病三分虚”。从中医的角度来看，人的健康和外部环境的变化有密切关系。进入秋天后，天气比较干燥，对人的新陈代谢会产生很大影响，如果不注意很容易患病。到了秋季就要开始滋补养阴了，这是开始储存能量的好时机。在秋季得调理脾胃，为“秋冬养阴”打好基础。秋风秋雨渐渐凉，温度降低，人的抵抗力也会降低，要做好保暖工作，预防疾病入侵。

早秋，饮食应该以清热滋润为原则，可以多喝一点滋阴清热的汤粥。传统养生学认为燥邪最易伤肺，在煮粥时加些雪梨，能够生津止渴、滋阴润燥、止咳化痰。另外，煮粥时加些银耳，也有滋阴润肺、养胃强身的作用，非常适合孩子日常食用。

晚秋，天气转凉，饮食应该以驱寒滋养为主，不仅要滋阴润燥，还要适当增加蛋白质含量丰富和能量较高的食物。梨粥、百合粥、银耳粥都可食用，还可增加一些瘦肉粥类，如煮粥时加些瘦肉、皮蛋等，以补充蛋白质。还可进食栗子粥、桂花莲子粥、龙眼肉粥、红枣粥等，并多食一些温性的蔬菜水果，如南瓜、香菜、桃、杏、大枣、荔枝、乌梅等。

Part 3

孩子老生病，调理脾胃是关键

孩子的生长迅速要靠营养物质的跟进才能得到保证，但孩子的脾胃又很娇嫩，这实际上给脾胃造成很大的负担，所以很多孩子都表现为脾胃不足。脾胃内伤是人们各种各样疾病的主要来源，所以为了孩子的身心健康、体质强健，家长们一定要多花些心思在养好孩子的脾胃上。

1 脾胃强大体质好

每一对父母对孩子最大的期望、每个人对一个孩子最美好的祝愿莫过于“茁壮成长”，一个体质好的小孩，身心才能发育健全，在此基础上才有可能望子成龙、望女成凤。孩子体质好的决定性因素是什么呢？中医认为在于脾胃。

脾胃为什么决定体质

说到脾胃，很多人脑海中浮现的是脾和胃两个器官，这是一种普遍的错误认识。西医传到中国来的时候，翻译者把西医中的淋巴器官“spleen”译为“脾”更是加深了这种误会。中医中“脾胃”的概念指的是脾脏和胃腑，《黄帝内经·素问·灵兰秘典论》中说：“脾胃者，仓廪之官，五味出焉。”脾胃是食物的仓库，我们吃进去的东西都储备在其中，食有五味，五味当然出于此处。

食物通过口腔中进入人体，直到其中的营养物质被人体吸收，这个消化吸收的过程才是“脾胃”一词的全部内涵。脾胃五行属土，属于中焦，同为“气血生化之源”，共同承担着化生气血的重任，是后天之本。这意味着什么呢？人从一出生开始，到后来的成长发育、身体活动都需要大量的能量，而这些能量都要通过饮食而来，但是饮食必须要由脾胃共同工作才能转化为气血能量。

明确了脾胃的概念，那么脾胃决定体质就不言而喻了。如果孩子的脾胃不好，日常饮食不能有效转化为气血能量，孩子的身体健康缺乏根基，又如何能够保障呢？

 孩子体质好的几个方面

“体质”是我们在生活中非常熟悉的一个词语了，其实它的内涵非常复杂，它是在遗传变异的基础上，人体所表现出来的形态和机能方面相对稳定的特征，而且身心一体，体质好也包含了心理状态、精神状态的健康。具体到孩子身上，体质好包括了三个方面。

一是身体发育、生理机能好。如果孩子脾胃健康，气血化生功能强健，那么孩子一定胃口好、消化好、吸收好，从而形体姿态发育好、运动功能强、反应敏捷、气色好。

二是心理状态、精神状态好。体质好意味着孩子的感知能力强，在个性发展、人际关系培养、对新环境的适应能力等方面都有出色的表现，同时学习能力强，意志力和判断力都非常优秀。

三是应对不利因素的能力强。这包括在季节交替、疾病流行、冷热骤变的时候孩子的抵抗力强，即便是生病以后，孩子自身的恢复能力也更强。还包括面对不良情绪、挫折困难的时候孩子能够以更好的状态迎接挑战。

 内伤脾胃，百病由生

中国医学史上的“金元四大家”之一的李东垣有一本专著《脾胃论》，专门论述与脾胃相关的问题，其中的一篇《脾胃盛衰论》中说：“百病皆由脾胃衰而生也。”他认为，脾胃内伤是人们各种各样的疾病的主要来源。如果从脾胃是“后天之本”、是气血化生之源的角度来看也不难理解。

中医有一句老话：“小儿脾常不足。”因为孩子的生长迅速要靠营养物质的跟进才能保证，但孩子的脾胃又很娇嫩，这实际上给脾胃造成很大的负担，所以很多孩子都表现为脾胃不足。如果脾胃不足，孩子就很容易生病，这也是在同样条件下大人没事，小孩却承受不了的一个原因。

2 孩子为什么睡觉流口水

《黄帝内经》中把口水分为唾和涎两部分，它们有什么区别呢？通常情况下，唾就是濡润口腔的一种体液，在咀嚼的时候也有一定的消化功能；涎比唾更黏稠一些，饥饿的时候流口水能垂落成一长条的就是涎，所以有个成语“垂涎三尺”。中医认为，“脾为涎，肾为唾”。

很多人觉得小孩子睡觉流口水是很正常的，其实不然，如果没有口腔、面部肌肉等方面疾病的话，孩子睡觉流口水很可能意味着脾虚。这样说的根据在于人体内的五脏对应着五种体液，其中脾对应的是口水，而且脾主肌肉，开窍于口，睡觉流口水说明孩子对面部肌肉、口水的控制能力不够强，反映了脾胃虚弱的问题。

脾胃正常的时候，口水会随各种外界和体内的信号正常分泌，没有食物的时候不分泌，饥饿的时候想到、看到食物或者正在吃东西的时候，都会分泌口水。但正如前面提到的，“小儿脾常不足”，脾虚以后，这种控制口水分泌的功能就减弱了。在孩子睡觉的时候，本应该由脾控制住口水的分泌，但控制不住了，孩子不知不觉就流了一枕头的口水。

其实不光是孩子，成年人也一样会因为脾虚导致睡觉流口水。成年人如果某一段时间开始睡觉流口水，那么说明饮食失调，劳逸失度，从而造成脾胃虚弱。

不管是孩子还是成人，睡觉流口水就是一种信号，提示应及早补充脾胃之气，能避免更严重的问题出现。很多疾病就是从脾胃虚弱生发出来的，既然有迹象表明脾胃的功能出了问题，那么我们应该感到庆幸，因为这个时候问题还很好解决，及时通过调整饮食、作息等简单的方式就能够有效阻止状况进一步恶化。

3 脾胃不好的孩子容易贫血

 脾胃与血的关系

血液之于人体，相当于汽油之于汽车，其重要性自然是不言而喻的。血是人生存的最基本物质，其生成和运行离不开脾胃的作用。《黄帝内经》说：“中焦受气取汁，变化而赤，是谓血。”我们都知道脾胃指的是人体的整个消化吸收功能，负责将食物转化为对人体有益的气血。《黄帝内经》中的这句话说的也是这个意思。脾主中焦，中焦就是三焦的中部，在上腹部分，它的主要是指脾胃，主腐熟水谷，泌糟粕，蒸津液，化精微，是血液营养生化的场所。所以简单来说就是，脾胃是血液生发的源泉，脾胃运化将生成的营养物质变成血液。

不仅仅血液的生成来源于脾胃，血液在人体内的循环运行也与脾有密切的关系，主要反映在脾对血液的统摄上（脾统血）。《难经·四十二难》中说：“（脾）主裹血，温五脏。”统摄血液的意思就是让血液在经脉中运行，防止其溢出脉外的作用，这也是“裹”这个字的含义。

有的家长说，这不对啊，血液的生发和运行都由脾胃完成了，那心脏的功能是什么呢？心脏才是对血液最重要的器官啊。现代医学告诉我们，心脏就相当于一台水泵，给血液流动提供推动力，这是毫无疑问的。中医认为“心主血脉”，是指心气推动和调节血脉循行于脉中，周流全身的作用，发挥营养和滋润作用。也就是说，血液的生发是脾胃完成的，至于血液的运转，主要的动力还是心，脾

则有辅助的作用，让血液按正常的路线运行。

脾胃不好易贫血

现在的物质生活已经相当发达了，温饱问题早已解决，很多家长很难理解："为什么我的孩子每天吃得这么好，体检的时候还是出现了贫血呢？"这确实是生活条件变好以后出现的新问题，以前的人们贫血主要是因为食物少，营养不良，现在生活条件变好了，大部分家长也很注意孩子的饮食搭配要营养均衡。这时候如果孩子还是贫血，那么我们就要从食物转化到血液这个过程中去分析了：饮食进入人体，经过脾胃的运化，变成血液中的营养物质，饮食来源充足，那么只可能是这个运化的过程出了问题——孩子吃了，饮食中的营养没有得到有效地吸收。

通过前面所讲的脾胃与血液的关系，也很容易得出脾胃不好容易贫血的结论。中医把贫血称之为血虚。为什么有不少孩子脾胃不好呢？很多家长其实应该反思自己养孩子的过程，尤其是家中的独生子女，往往会过度溺爱孩子，在饮食上孩子想吃什么就给他吃什么。正是这一点，让孩子吃多了造成积食。我们常说"过犹不及"，积食以后，脾胃就不能正常吸收营养物质了，因为身体各方面信号表现出孩子吃得太多，还有多余，从而让"聪明"的身体进行自动调节，这一调节，就让营养物质不能被很好吸收，血液的来源就受到了影响，造成贫血。

现在的孩子贫血还有一个常见的原因：学习负担过重。我身边有很多小学生每天写作业到晚上十点以后，"心主神明"，孩子过度劳神，显然对心是不好的，心血受损也会引起贫血。

所以，孩子如果贫血了，家长一定要从调理脾胃入手，让孩子吃了东西、喝了东西以后，身体的运化功能有了保证，血液才有了来源的保障。另外不要让孩子过度劳神损伤心血，贫血的问题很快就自然而然地解决了。

4

脾虚的孩子易发胖

如今周围小胖墩很多，爷爷奶奶看到孩子肉嘟嘟得很是喜欢，但其实肥胖已经是一个必须要严肃对待的问题了。在一线城市的统计数据中，平均约 5 个孩子中就有一个是小胖墩。孩子发胖可能有很多原因，其中一种和我们这本书的主题是密切相关的：脾虚的孩子易发胖。

很多小胖墩其实很容易生病，这本身就是脾虚的一种表现，脾虚又是造成肥胖的原因，二者之间是相互作用的关系。究其根由，还是因为很多父母把孩子喂养得太“好”了，给他们吃了太多“好东西”，结果吃太多以后，孩子脾胃的消化吸收能力有限，过大的“工作压力”让孩子的脾胃不堪重负，很快就出现问题了。

我们知道脾胃的作用是把食物运化为身体需要的营养物质，这个过程需要很强的自我调节功能。如果脾不堪重负，孩子仍然继续吃很多“好东西”，那就会堆积起来，这种自我调节功能也失去了应有的作用。这样一来就会造成多余的食物都囤积在孩子体内，时日一长就都转化为了脂肪。中医称之为“痰湿过剩”，小孩儿就这样成了小胖墩。

对于脾虚引起的肥胖，必须双管齐下，一方面采取积极措施让孩子减肥，主要是通过适量运动和均衡饮食来实现；另一方面，也是更重要的——解决好脾虚的问题，这才是更根本的办法，能够让孩子的体重真的减了下来，不容易反弹。孩子小时候的肥胖如果不积极应对，不采取有效的措施的话，那么他长大了就很难减下来了，不仅耗时耗力，而且收效甚微，甚至会影响他的一生，青年以后有更大的概率患上高血压、糖尿病、高脂血症等疾病。

5

手脚冰凉，脾胃虚寒

有些小孩子的手脚总是凉凉的，不光秋冬季节如此，春夏也是这样，明明气温不低，拉着他的小手还是觉得不热乎，这就明显不正常了。手脚冰凉在冬天会给孩子造成一些困扰，主要是睡觉的时候一直捂不热，躺在床上半个小时了，盖着厚厚的被子，孩子的手脚还是冰凉冰凉的。这到底是怎么回事呢？

我可以在这里先告诉大家结论：手脚冰凉是因为脾胃虚寒。“气”是中医中非常重要的概念，人体内阴阳二气均衡和谐，人体才能健康，脾胃虚寒就是指脾胃阳气虚衰，阴寒内盛所表现的证候。可能很多人在读到这里的时候会说：“哎呀，我就是这样，手脚一直凉凉的。”成年人的脾胃虚寒主要是饮食习惯不良引起的，包括饮食不节制、经常喝冷饮或吃冰凉的食物等。而且成年人往往生活节奏快、精神压力大，吃饭时快速扒几口对付了，脑子里还在想让自己压力很大的工作或生活中的事情，这容易导致胃病。

有的家长会说：“我家孩子一日三餐都是安排好的，怎么也有手脚冰凉的现象呢？”小孩儿的脾胃虚寒的原因除了饮食习惯不良以外，也有可能是脾胃气虚发展而来。《济生方·脾胃虚寒论治》：“夫脾者，足太阴之经……与足阳明胃之经相为表里……方其虚也，虚则生寒，寒则四肢不举。”脾胃虚寒导致血液循环不畅，脾胃运化产生的能量不足，而且不能很好地被送达身体末端的四肢上，尤其是手脚，从而让手脚冰凉。遇上天气变凉，这种现象更是明显。

应对的策略还是要从脾胃的调理入手，解决脾胃虚寒的问题，同时让孩子加大运动量，让血液流通活跃起来，逐渐就会改善孩子手脚冰凉的问题。

6

如何判断孩子是脾阴虚还是脾阳虚

脾虚是什么

中医里脾的作用是运化食物中的营养物质、输布水液以及统摄血液等。脾虚会导致运化失常，进而出现营养障碍，水液失于布散而生湿酿痰，或发生贫血等症。不过我们这本书关注的是小孩子，脾虚在小孩子当中是很常见的，但他们还不至于严重到贫血的地步，他们主要的问题是运化失常，也就是说脾胃的消化吸收功能出现问题，食物中的营养物质不能被身体有效摄取。

脾虚的结果首先是营养不足，不管孩子是胖是瘦，都会感觉轻飘飘的没有力气，肌肉没有正常发育起来。长期脾虚还会影响到肺，“脾土生肺金”，脾胃生发的“气”有益于肺气，肺气不足会让人体的毛发和皮肤受到影响，具体表现为皮肤干黄、头发无光泽等。有些小孩儿头发发黄干枯，这就是肺气不足的缘故。如果孩子长期脾虚，那么就不仅仅是这些问题了，孩子的整个体质都发育不好，身心健康会受到很大影响，这一点前面已经详细谈过。

脾虚是一种不足之症，应对的方式自然就是“补不足”。可是在给孩子补脾之前，家长一定要弄清楚孩子脾虚是哪一种类型，不然一通乱补，很可能会适得其反。脾虚有两种类型，分别是脾阴虚和脾阳虚。分清了症型，给孩子补脾的时候才能够“对症下药”，才能取得令人满意的效果。

脾阴虚的特点

脾阴虚还有个说法叫脾精不足。脾胃为后天之本，人体各个部分都要依靠脾气散布脾精来滋养，所谓“脾精”可以理解为脾胃所运化的饮食中的营养物质。饮食营养不足是脾阴虚的一种原因。但现代社会温饱问题已经解决，饮食均衡也受到大多数人的重视，如果饮食营养来源充分的话，脾精怎么会不足呢？往往就是因为孩子特别爱吃肉不爱吃蔬菜水果。因为肉类中的各种激素太多，进食过多的肉等于摄入了过多的激素，激素是阳性的，阳有余就损害到阴，导致胃阴虚或者脾虚不运，从而造成没有足够的脾精可以布散。

脾阴虚有什么外在表现呢？从中医的望闻问切角度逐一来看，望孩子面部，下眼袋明显肿大，与周围肤色相比微微发红，嘴唇则颜色鲜红，让孩子伸出舌头来，可以看到他舌头瘦小，同样颜色鲜红，尤其不正常的是舌苔很薄，甚至没有舌苔。闻倒是没有异常。问孩子自己，他往往觉得自己眼睛干、口干、心烦、大便干燥、手心脚心都发热，喜欢喝冷饮；问孩子家长可以知道孩子夜里盗汗，吃了饭以后孩子肚子鼓鼓的，半天下不去。切孩子的脉象会有脉搏特别快、脉象躁动的特点。脾阴虚的孩子闲不住，好像有多动症一样，整天又跑又跳的，有些家长觉得这孩子充满了活力，其实不是好事情。

脾阴虚的孩子，家长一定要注意给他吃的东西里面要避免热性的食物，否则会一直损伤脾阴。具体来说，辛辣的食物要避免，有的小孩儿无辣不欢，这是很不好的饮食习惯，辣是一种“重口味”，嗜辣对任何人都不好。另外要注意的就是肉类，前面已经提到过肉类是热性的，尤其是牛肉。家长还可以找一下附近靠谱的中医，根据孩子的体质特点开一副调理的药方。如果不开药方，家长也可以有意识地给孩子吃一些山药、莲子、薏仁等补脾祛湿的食物。

脾阳虚的特点

脾阳虚相对脾阴虚来说要简单一点，是指脾阳虚衰，失于温运，阴寒内生。但脾阳虚是一种长期发展而来的证候，在脾阳虚之前往往经过了脾气虚这个阶段，气虚久了就容易伤及阳气。脾气虚，又称脾气不足、脾胃虚弱。脾气虚的原因包括饮食失调、劳累过度、忧思过度、久病损伤脾气等。不过对于小孩来说，主要原因是饮食失调，次要原因是劳累过度。

当然了，饮食失调也有很多种类型，容易造成脾气虚进而演化成脾阳虚的主要原因是饮食结构中生冷成分比重过高让孩子受了寒。所以，孩子不能经常吃冷饮、喝冰水、吹空调。对于本身就经常生病的孩子来说，使用太多抗生素或者过量服用性味苦寒的中药材，也会损伤阳气，造成脾阳虚。

要区分脾阳虚和脾阴虚，从二者的症状就能清楚地看出来。从望的角度来说，脾阳虚的孩子下眼袋也大，但是颜色偏淡不发红；嘴唇颜色也不是鲜红的，而是发白，有些孩子嘴唇颜色正常；舌头颜色淡白，舌苔是正常的，或者偏厚重，而且舌苔上常常布满牙印。如果问孩子自己，可知孩子大便稀溏不成型；如果问孩子的父母，同样可以发现吃完饭以后肚子胀，但和脾阴虚的孩子不一样的是，脾阳虚的孩子身体容易浮肿。此外，脾阳虚的孩子因为阳气不足，所以很容易受到寒气侵袭而感冒，整个人的精神状态也不好，不爱说话不爱动，一动就喘气、出汗，根本不像脾阴虚的孩子那样活蹦乱跳停不下来。

调理孩子的脾阳虚可以采用明代外科大师陈实功创立的八珍糕，这个方子在清代宫廷里常被用于制作御用糕点，可见效果是显著的。八珍糕里的人参、白术、茯苓都是补脾阳的成分；茯苓和薏仁都有祛湿的作用。此外还有一些补脾阴的药物，例如山药、莲子、芡实等，这是因为中医讲究阴阳平衡，补充脾阳的时候需要同等的脾阴相对应，这就是所谓的“阴中生阳”。不过具体的做法依然要在专业的中医指导下，根据孩子的特点确定配方。

7

脾、胃都好才是真的好

胃和脾是相照应的，胃生病了会伤及脾，脾生病了也会伤到胃。孩子在成长过程中能否营养充足，取决于脾和胃能否和谐相处共同作用。所以我们在养育孩子的过程中，要把孩子的脾和胃都兼顾到。

孩子厌食常常是因为脾胃不和

《明医指掌》中曾说过：“脾不和，则食不化；胃不和，则不思食；脾胃不和则不思而且不化。”很多家长带孩子来就医的时候会说：“我家孩子脾胃不和。”那么脾胃不和到底是什么意思呢？

胃喜润恶燥，脾喜燥恶湿，脾胃不和就是指脾胃功能失常，两者之间不能够相互协调了。一般而言，脾胃不和的孩子都比较瘦弱，脸色不好。但是脾胃不和带来的影响不大，除了厌食、腹胀外，也没有别的症状。这时如果家长注意调养，孩子很快就能恢复健康。但是如果家长不当回事，脾胃不和进一步发展，就可能会造成脾胃虚弱。

脾升胃降才能平衡

脾宜升则健，胃宜降则和，只有二者协力合作，消化、吸收、排泄功能才能得以正常运转，无论是脾胃升降的哪个环节出了问题，都会影响到孩子的健康。

胃主受纳，脾主运化，这个过程是靠着脾升胃降来完成的。脾气上升可以帮助胃消化摄入的食物，也可以提摄内脏不使之下陷。胃气下降，可以让吃进去的东西下行，而且可以将消化过后的水谷精微物质供给脾以运化转输。所以我们常说胃气宜降不宜升，脾气宜升不宜降。

脾和胃的喜好是完全不同的，有的甚至是相反的。脾为阴脏，所以喜燥恶湿，胃为阳腑，所以喜润恶燥。脾胃之间要相互协调，脾可以输布津液来滋养胃，胃也能够通过运气下行来帮助脾排出湿气。

善于治疗脾胃病的医生都知道，要调治脾胃的升降气机，升降通顺了，疾病自然就痊愈了。脾升胃降才能保证二者的功能协调，无论是脾胃升降的哪个环节生了问题，都会影响到脾胃的消化吸收。所以，维持脾胃的升降平衡在调理孩子的脾胃时具有非常重要的意义。

养好脾胃要饮食有节

《黄帝内经》中说："面热者，足阳明病。胃既病，则脾无所禀受，脾为死阴，不主时也，故亦从而病焉。形体劳役则脾病，脾病则倦怠嗜卧，四肢不收，大便泄泻；脾既病，则其胃不能独行津液，故亦从而病焉。"

所谓饮食不节就是吃太多或是不吃饭。现在人们的生活水平好了，很多人吃东西开始没有节制，有些孩子甚至随时随地在吃零食，这样很容易导致脾胃受伤。还有一些孩子，胃口不好，常常不吃饭，这样对脾胃也有很大的影响。

饮食有节，就是说要让孩子到点就吃饭，每顿饭吃七分饱，既不多吃也不节食，平时少吃生冷油腻的食物。很多孩子特别喜欢喝一些冰饮料，喝完后有的孩子会开始出现腹泻、咳嗽等问题，还有些孩子经常会感冒，这其实就是饮食不节制伤到了胃，而胃的问题影响到脾，脾胃互相影响形成了一个恶性循环。

8 不要在餐桌上训斥孩子

大家都知道，当自己心情不好的时候，常常会觉得腹部有饱胀感。这就是你的胃在向你发出报警信号，告诉你不要勉强进食了，否则会导致某种疾病的发生。

我们的脾胃其实是内心世界的一面镜子，当情绪不好的时候，我们常常会茶不思饭不想，心情好的时候又会食欲大增。

曾经有位妈妈带着自己的孩子来就医，说孩子每天情绪低落，夜里总是失眠，食欲也很差。询问情况后发现，这位妈妈是个急性子，孩子刚学会用筷子的时候，常常把饭菜撒的满桌子都是，遇到妈妈心情不好的时候，就会对其进行责骂。

人在紧张的时候，胃液和胃酸的分泌量都会增加，过多的胃酸会导致胃黏膜的损伤，从而引发各种胃病。人的情志不舒、忧思过度会导致肝气失调，并能伤及脾胃。

所以，家中的进餐氛围应比较和谐愉悦，孩子的胃口就会比较好，消化吸收功能也会很好地运转。如果在餐桌上训斥孩子，会严重影响到孩子的食欲，伤及孩子的脾胃，造成厌食、积食等一系列问题。

比较瘦弱的孩子往往心事比较重，平时忧思过多，容易导致脾胃功能不佳。有些孩子受到一点挫折就会吃不下饭，这也是心理负担太重造成的。

很多带孩子过来看消化不良、厌食、积食等问题的家长，都非常着急，询问我有没有什么偏方、妙方能一下子治好孩子的病。这时，我会告诉家长们，多和孩子聊聊心事，不要在进餐的时候训斥孩子。孩子的心事长期积压在心里才会影响到了脾胃的运转，出现了食欲不振、消化不良等问题。

9

让饮食成为脾胃健康的基石

根据体质选择食物

食物本身并没有好坏之分，关键是要根据自己的体质选择适合自己的食物。根据食物的性质，可以把食物分为温、热、寒、凉、平五种性质。如果孩子是寒凉体质，那么就应该多吃温热的食物，比如羊肉、韭菜、生姜、大蒜、葡萄、大枣等；如果孩子属于热性体质，那么就要给他多吃些寒凉的食物，比如鸭肉、西瓜、雪梨、芹菜、香蕉、绿豆等。

此外，我们还应该根据天气以及季节的变化去不断地调整食物，天热的时候给孩子吃一些清热温凉的食物，天冷的时候就要补一些温热的食物。但凡事都要有个度，天热虽然可以吃点凉性的食物降温解暑，但是不能贪多。很多孩子喜欢吃冰西瓜，每天抱着半个冰西瓜拿勺子挖着吃，西瓜本就性凉，再经过冰镇，吃多了是非常伤脾胃的。还有些家长，一到冬季，天天给孩子进补，一日三餐牛羊肉不间断供应，这样做也是很伤孩子脾胃的。

常见食物属性速查表

热性食物	胡椒、辣椒、肉桂
温性食物	羊肉、桃子、大枣、大葱、大蒜、韭菜、香菜、洋葱、生姜、芥菜、高粱、糯米、香菜、花椒、板栗
寒性食物	海带、紫菜、香蕉、西瓜、荸荠、螃蟹、蛏子、田螺、鸭血、蛤蜊、柿子、猕猴桃、苦瓜
凉性食物	莲藕、油菜、冬瓜、薏米、绿豆、鸭肉、雪梨、西红柿、芹菜、茄子、黄瓜、菠菜、绿茶、莴苣
平性食物	玉米、黄豆、燕麦、牛奶、猪肉、李子、土豆、山药、胡萝卜、花生、黑豆、芋头、银耳、木耳

五味入五脏

食物的味道无外乎酸甜苦辣咸五种，中医中又将甜称为甘，辣称为辛，这五位在人体里分入五脏。《素问·宣明五气》中说：“酸入肝，辛入肺，苦入心，咸入肾，甘入脾。”

甘入脾是说甜的食物能够补养脾胃，补充人体的热量，还能让人身心愉悦。中医中所说的甘味食物，不仅仅指食物的口感是甜的，更主要的是说它具有补益脾胃的作用。山药、大枣、葡萄、甘蔗、蜂蜜等，都具有很好的补养脾胃的作用。

山药味甘、性平，入肺、脾、肾经，能够补脾健胃，如果孩子脾虚食少可以给他吃些山药。

《本草备要》中提到大枣能够“补中益气，滋脾土，润心肺，调营卫，缓阴血，生津液，悦颜色，通九窍，助十二经，和百药”。把红枣清洗干净、去核切小块放入杯中，加入沸水，盖上盖子闷5～10分钟即可给孩子代茶饮用。这种方法既简单又能帮助孩子补养脾胃，还能让孩子少喝冷饮，一举多得。

当然对于甘味的食物，也需要根据自己的体质进行选择。甘味可以分为“甘温食物”和“甘凉食物”，对于阳气不足的人来说，应该选择甘温的食物，而阴气不足的人应该选择吃甘凉的食物。

10 健康脾胃，从早餐开始

早餐对脾胃的重要性

早餐对人体健康的重要性已经有无数的人、无数的书都详细讨论过了，但是就在我们身边依然有很多人明知早餐重要还是不能控制好自己，不能有规律地吃早餐，不能好好吃早餐。虽然没有详细的统计数据，但是很多小孩子早上赖床，从而耽误自己吃早餐的时间，这是众所周知的事实。每天由家长接送上下学的孩子还好一些，家长一般会督促孩子吃早餐（如果家长也忽视早餐的重要性那就太不称职了），对于初中以后住校的很多学生来说，他们有没有吃早餐、怎么吃早餐往往就不能保证了。有时候他们会为了多睡几分钟，起床后就急急忙忙去教室，或者匆忙之中买个面包带到教室，上午课间休息的时候才拿出来吃。

对于脾胃不好的人来说，不吃早餐对脾胃的损伤是难以估计的，在不吃早餐的前提下，其他任何调理脾胃的方式都会收效甚微，因为你补回来一点，不吃早餐就能让那一点前功尽弃。这是为什么呢？

从现代医学的角度来看，正常情况下，头天晚上吃的食物经过 6 个小时左右就从胃里排空进入肠道。第二天醒来以后，胃里是空的，但是胃酸及胃内的各种消化酶仍然在工作，没有东西可以消化，那它就会去“消化”胃黏膜层。长此以往，胃黏膜层就被胃自己“吃掉”了，细胞分泌黏液的正常功能也遭到破坏，引发胃溃疡及十二指肠溃疡等消化系统疾病。

从中医的角度来看，子午流注学说指出每日的 12 个时辰是对应人体 12 条经脉，辰时（早上 7 ~ 9 点）正是胃经当值。这个时候胃经旺盛，胃气充足，在这个时间段内吃早餐很容易消化，能够有效养护胃气。

早餐如何健脾养胃

早餐要怎么吃才能达到健脾养胃的效果呢？中医一般强调早餐要选择温热的食物，因为只有吃“热食”才能保护“胃气”。热胀冷缩的道理大家都懂，早晨起床不久，身体还没有活动开，体内的肌肉、神经及血管都还处于收缩状态，这时候一份温热的早餐就能让你舒展开来，充满活力地度过一整天。假如早餐还吃喝冰冷的食物，就会使体内各个系统收缩加剧、血流不畅。不过现在很多人早晨起来都急急忙忙的，总感觉没有时间好好吃一顿热乎乎的早餐，那么无论如何也要给自己来一杯热牛奶或是热豆浆，拿在手里在路上就能喝掉，也比什么都不吃或是只吃生冷的东西要强得多。

如果你有时间准备一顿早餐，那么恭喜你，你的健康脾胃就有了基本的保障。如果想更进一步，吃得更健康，那么早餐还应该要注意合理搭配。热的小米粥、大米粥、燕麦粥再配上一些青菜、面包、水果、点心就是不错的选择。其中的谷物能快速补充经过一夜睡眠体内所需要的能量，适量的蛋白质和脂肪能够让食物在胃里停留的时间更长一些，对于学生和上班族来说，能够保障一上午精神饱满、活力充沛。蔬菜水果中的维生素、纤维素更是健康饮食必不可少的营养物质。中国人以前是不喝牛奶的，现在很多人也都习惯于早上喝一杯牛奶，但是对于肠胃不好、皮肤不好的人来说，牛奶并不是太好的选择，容易生痰、过敏。很多长痘痘的人都知道，如果天天喝牛奶，那么痘痘很难消下去，消了也还会再长。

健康脾胃，从早餐开始，一碗热汤、热粥，搭配适量的蛋白质、脂肪、纤维素、维生素，不仅能滋养胃气，而且能均衡营养。虽然早上对于很多人来说时间短暂仓促，但是为了家里的小孩子，父母付出了太多的心血，精心准备一顿早餐显然是值得的。

11

超负荷学习影响脾胃和谐运转

中华民族向来是强调要艰苦奋斗的，不过这应该建立在科学合理的基础上，绝大多数家长认为孩子最重要的事情是学习，在这种背景之下，各种补习班、兴趣班层出不穷。殊不知，超负荷学习必然会影响孩子的脾胃和谐运转，进而影响到孩子一生的健康。

过度劳累对脾的损伤很大，脾一旦受损，就不能负担起自己的责任，脾胃一体，紧接着胃也不可避免地受到了损伤。脾胃功能减退，脾胃就不能为身体运化营养物质，也就是中医所说的“中气受损”。

过度劳累在很多群体中都是存在的，例如出租车司机。而对于小孩儿来说，主要就是指的超负荷学习，因为过度劳倦并不单单指体力劳动，还包括脑力劳动。这种超负荷学习让脾胃的负担过大，胃的消化吸收就会失调，身体会认为你需要很多的能量支撑这种强度的消耗，从而造成胃酸过多，但实际上你又没有吃那么多的东西，胃黏膜就被胃酸损伤了。身体长期处于疲劳的状态，还会影响睡眠的质量，甚至还有侵占睡眠时间导致睡眠不足的时候，睡眠不好，整个人都会体虚，这样的孩子根据体质的不同，很容易过度消瘦或者虚胖。

如果孩子把超负荷的学习状态当成了一种习惯，感觉好像自己也没什么问题呀，身体是不是已经习惯了这种强度的学习和这种作息的时间了呢？当然不是，就算当时身体并没有表现出太大的问题，实际上离生病或者亚健康状态不远了。家长不要给孩子太多压力，让他劳逸结合，合理安排学习时间，不仅能保证孩子的脾胃健康，使孩子茁壮成长，而且还能让孩子的学习效率更高。

12

拒绝“重口味”

“重口味”伤脾胃

如今的餐桌上，“重口味”已经被越来越多的人钟爱，尤其是在年轻人群体中，当他们“夜生活刚刚开始”的时候，街头的烧烤和麻辣烫、外卖的麻辣小龙虾等许多重口味小吃是很多人的最爱。其实他们大多数人都知道，“重口味”吃多了对身体不好，可是每次想着吃什么的时候却又对这些东西欲罢不能。有些人拒绝重口味的理由是会长痘痘，其实重口味对人体最大的危害是损伤脾胃（何况这些人的拒绝往往只停留在口头上而非行动上）。

辛辣食物对脾胃的刺激是多方面的。做过饭的人都知道，切完辣椒后，手上有好一会儿都会火辣辣的不舒服，如果沾到眼睛里更是让人立马难受得“眼泪掉下来”，这都是辣椒素的作用。可以试想一下，这样的物质被我们吃进去，进入我们的胃部，我们的胃又是什么感受呢？虽然胃里的感觉神经没有体表、眼睛这么发达，但胃里“烧”的感觉还是很明显的。

辛辣食物会损伤胃部神经，造成胃痉挛，引发胃酸、胀气，长此以往必定引发胃溃疡和十二指肠病变。可能会有人反驳：“我是四川人（或重庆人），不怕吃辣，我们这里很多人天天吃辣也没你说的这么严重。”巴蜀地区湿气很重，辣椒能祛除体内湿气，所以他们形成了爱吃辣的生活习惯，但其他地区的人并不适合像那样吃，尽管川菜、火锅确实很美味。辛辣食物的这种“发散”作用在其他地区会降低人体的免疫力，造成“气虚”。辛辣食物还会对胃黏膜造成损害。有实验证明，进食大量辣椒以后胃黏膜就会出血、水肿，这种状态很容易演变成急性胃炎。长期吃“重口味”的人容易患上胃癌、食道癌。

当然，伤脾胃的“重口味”不止辣椒，麻辣食物、过咸、过酸、生葱、海鲜等都对脾胃有刺激性，脾胃本身不太好的朋友们一定要注意不能吃得过多。不过大家也不用过于谨小慎微，稍微吃一点是没有大碍的。吃了重口味食物以后，最好再吃点儿凉性食物中和一下，例如西瓜、绿豆汤等。

清淡饮食养脾胃

拒绝“重口味”对有些人来说似乎很困难，但清淡饮食的确更能温养脾胃，如果是脾胃健康的人有时候还可以满足一下自己的口腹之欲，不过对于小孩子来说，身体各部分系统都还处在发育阶段，在脾胃系统还没有发育完全的时候就爱上“重口味”的话，对脾胃就太不好了。家中有小孩的朋友们一定要为孩子着想，用清淡饮食养好孩子的脾胃，顺便也能养好全家人的脾胃。

清淡饮食并不仅仅指的是非麻辣、非油炸食品，任何一种味道太强对脾胃都是不好的：过甜、过辣、过咸、过酸的食物都会损伤脾胃。爱吃甜食是人类的天性，所以很多小孩子很喜欢吃糖，但是脾胃如果耗费大量能量专门用于消化吸收糖类，必然不堪重负。还有很多小孩子爱吃零食，很多零食厂商为了让零食显得更诱人，往往都是“重口味”的，例如薯片含有太多油脂，哪怕是非油炸的薯片也含有太多的盐分。而且爱吃零食让孩子在正常的一日三餐时反而食欲下降，营养难以均衡，长此以往身体就会变差。

如果要以健脾养胃为原则，那么平时就应该少吃坚果等生湿燥热的食品，多吃清热利湿的食物，例如粗粮里调中开胃的玉米、健脾益肾的高粱、健脾止泻的薏米，又比如蔬菜当中清热利水的冬瓜、和胃下气的洋葱、清热凉血的苦菜等。这些东西跟零食、烧烤等相比，小孩子肯定不是那么爱吃，不过孩子的习惯是家长慢慢培养的，通过各种各样孩子易于接受的方式，让孩子多吃粗粮、蔬菜水果，不仅能健脾养胃，更是在很多方面都对孩子的身体健康大有裨益。

13

伤脾胃的饭后运动

好动爱玩儿是孩子的天性，小孩子的世界里没有大人们这么多的条条框框，他们想动的时候，没有谁会去想：“我刚吃过饭，还不能剧烈运动呢，让我歇会儿再说，至少半个小时后再说。”所以让孩子逐渐培养出能静能动的能力是家长们非常重要的任务。

饭后不久就运动毫无疑问是损伤脾胃的。在运动状态下，细胞所需要消耗的能量大大增加，如果是剧烈运动，那么身体需要短时间内提供大量能量。饭后不能立即运动不是说刚吃下去的东西还来不及转化成能量，事实上我们的身体内部储存着不少能量可以供我们在必要的时候消耗。关键原因在于我们身体内部的资源也是有限的，例如血液。储存在身体内的能量要通过氧化才能释放出来，氧化的过程需要加快呼吸的速度、加大呼吸的强度，这就是为什么累着的时候我们会气喘吁吁。为了搬运氧气，身体会强制调动血液用于运动过程的供氧（其他能量生成所必需要的物质的运输也是同样的道理），那么血液这种有效资源就被占用了。

可是这和脾胃有什么关系呢？因为刚吃过饭，脾胃也需要大量的血液用于消化吸收，身体里实际上不能长时间储存没被消化的外来饮食。如果这些食物没有被及时消化，就会引发不适，所以饭后运动往往造成肚子痛。很多孩子一直没有注意这件事情，长此以往就逐渐形成胃肠道疾病，有些肠胃疾病很难治愈，有些突发的急性胃肠道疾病如阑尾炎还必须及时送医做手术。所以，饭后运动伤脾胃可不是说着玩儿的，一旦疾病找上门来，受苦的是孩子，心疼的是家长，甚至会损害孩子一生的健康。

14 调理脾胃的中药

一般而言，3 ~ 6 岁的孩子最容易出现厌食的症状，很多孩子的厌食是不合理的饮食习惯和不佳的进食环境导致的。有些家长很娇惯孩子，孩子喜欢吃什么就给他什么，这样会导致孩子饮食品种过于单一，造成脾胃受损。

小儿厌食可以给他吃山楂，山楂有消食的作用。《本草通玄》中指出：“山楂，味中和，消油垢之积，故幼科用之最宜。”

山楂汤

材　　料：山楂片 20 克，大枣 10 枚，鸡内金 2 个，白糖适量

做　　法：把山楂片和大枣烤至黑黄色，加入鸡内金和白糖，煮水温服。

注意事项：每天 2 ~ 3 次，连服 2 ~ 3 天即可。

夏天一到，我的诊室里就会出现很多肠胃有问题的小病人，他们大多是因为天热贪凉吃了很多生冷的食物伤到了脾胃。可以服用半夏枳术丸来进行调治。

半夏枳术丸

材　　料：半夏 100 克（汤洗七次，焙干），枳实 100 克，白术 100 克

做　　法：把药材研为极细末，和大米一起混合后用荷叶包裹，烧煮成饭团，制成梧桐子大小的丸子。

注意事项：每次服用 50 丸。

Part 4

让孩子不感冒、不发烧

绝大多数的感冒是因为受寒所引起的，如果在受寒伊始，就能够进行有效的干预，把身体里的正气调动起来，将寒气驱逐出体外，那么感冒就会不治而愈了。由于孩子对外界环境适应能力差，身体的正气尚未发育完全，所以常常会有被邪气侵体的状况发生。身体里的正气与邪气做斗争，就可能会引起发热症状。发烧几乎是每个孩子成长过程中必经的考验。这一章，我们就来了解一下，如何预防和调理孩子的感冒和发烧症状。

1

中医调理还是西医治疗

孩子为什么会感冒发烧

中医认为感冒、发烧是因为有邪气侵袭人的身体，所谓的邪气就是西医里所提到的病毒、细菌、支原体、衣原体等等。当人被邪气所侵，人体的正气就会奋起抗争了。

在感冒初期，人体的正气会迅速反应，以应激状态来抵抗邪气，依靠孩子自身的正气治愈感冒，同时孩子自身的正气也会得到提高。如果并发了其他症状，出现高热持续不退、咽痛、黄痰等症状时，应及时就医。

中西医治疗思路

西医治疗发烧，一般是先吃退烧药，吃了退烧药以后，就会出很多汗，汗液的排出也会导致病毒的排出，人自然就会退烧了。

中医治本，在中医里讲究的是因缘关系。“缘”就是致病的条件，有外部的也有内部的。只有有“缘”，“因”才能导致“果”。中医治疗孩子感冒，不管是通过食疗还是推拿，都是通过这些外来的援兵，帮助孩子身体里的正气把邪气赶出去。此外，中医还会追根溯源，弄清楚致病的“缘”，并将其清除。

2

风寒感冒和风热感冒

风寒感冒是风寒之邪外袭、肺气失宣所致，通俗说就是着凉感冒。《黄帝内经》中说“邪之所凑，其气必虚”，风寒发烧的原因一般是风寒邪气侵袭人的身体，而此时人体恰好处于正气虚弱的状态，两种情况结合在一起才能引起风寒感冒。

风寒感冒多发生在秋冬时节，一般表现为浑身疼痛或发紧、体温升高但明显怕冷、流清鼻涕、无咽痛或咽痛轻微、痰白质稀、胃痛胃胀遇冷发作等。

引起风寒感冒的原因很多，其中最重要的原因为：过度劳累、生活不规律、饮食不节制。

日常生活中我们会发现，如果工作比较繁忙或是压力比较大，这段时间就特别容易感冒。这就是所谓的正气不足，而邪气侵犯了。孩子也是一样，如果孩子学习负担较重，作业比较多，或者是疯玩导致过度劳累，就有可能出现风寒感冒。

起居没有规律也会导致正气变得虚弱。如果孩子节假日贪玩，熬夜到很晚才睡觉，此时正好有风寒邪气入侵，那么就可能导致风寒感冒。

如果孩子吃东西没有节制，身体就要分出一部分正气来消化这些食物，正气不足之时，遇到风寒邪气，就会导致感冒。

风热感冒表现为发热重、微恶风、头胀痛、有汗、咽喉红肿疼痛、咳嗽、痰粘或黄、鼻塞黄涕、口渴喜饮、舌尖边红、苔薄白微黄。

风热感冒产生的原因和风寒感冒类似。但是除了直接感受风热邪气而引起风热发烧外，还有一种情况就是孩子在受到风寒侵袭之后，由于体质偏热，从而导致风寒感冒转变为风热感冒。

3

孩子感冒的第一阶段——表寒

肺主皮毛，肺具有宣发功能，一旦肺气弱了，宣发的动力就会不足，营养物质就难以送往全身，体表无法得到滋养，皮毛就会出现问题。

所以，当邪气侵体的时候，我们最先感觉出问题的是我们的皮肤、头发、汗毛等等。因为寒邪侵犯到肺部，体表的肌肤就会处于紧张状态，我们很快就能感觉到皮肤发冷、发紧、怕风。

人体内部和外界之间是有一个平衡点的，邪气随时可能会存在，但是只有在人体的阳气不足时，才会产生感冒。

如果人体的正气很足、经脉通畅，那么即使邪气侵入，体内的正气也会及时赶到战场，把邪气驱逐出境。如果正气不足，那么保卫身体的士兵就不能及时到达战场，邪气就会侵入体内，造成感冒的发生。

外表寒阶段的症状是打喷嚏、手脚发凉、身体发冷、起鸡皮疙瘩等，做父母的平时一定要和孩子多沟通，要告诉孩子怎么表达这种风寒袭表的症状，让他们去体会身体产生变化的时候皮肤上的感觉。一旦感冒了，孩子才能比较准确地描述出他们的感受，为治疗提供可靠的依据。

这个阶段是家长最可以干预的阶段，也是效果最好的阶段。这个阶段有长有短，冬天的时候可能会比较长，会持续数日，夏天则会比较短，一两个小时就过去了。

孩子感冒的第一个阶段，寒邪还没有深入人体，身体的正气还有能力将它们清除。抓住这个时机，用热性的食物、饮料甚至是一杯热水，来增加身体的正气，把寒气驱除出去，那么孩子的感冒就不会爆发出来。

4 让孩子暖起来

孩子生病后，中医的调理方法有很多，只要不是因为家装污染等情况引起的较为严重的疾病，一般都能用中医的办法得到解决。

风、寒、暑、湿、燥、火

中医把风、寒、暑、湿、燥、火六种外感病邪统称为六邪。阴阳相移，寒暑更作，气候变化都有一定的规律和限度。一旦气候变化发生异常，六气发生太过或不及，超过了一定的限度，就会导致疾病的发生。

风邪为阳邪，多侵犯人体的上部、肌表、腰背等阳位。风邪最容易合并其他邪气来上任，而且风邪袭人致病最多，所以风为百病之长。

凡具有寒冷、凝滞收引等特性的外邪称为寒邪。寒邪为阴邪，易伤阳气。寒邪侵袭易使人体气血津液运行迟缓，凝滞阻塞而不通。

湿邪为阴邪，易阻滞气机，损伤阳气。湿邪具有重着的特点，是指湿邪致病易使人体产生重着、沉重的特点。湿性黏滞，症状上的黏滞表现为湿滞大肠、大便粘腻不爽；病程的黏滞表现为病程的缠绵性。

燥邪致病具有干燥的特点，因此也易损伤津液。由于燥邪秋季袭人致病最多，而秋季的所主之脏为肺，肺为娇脏，又与外界直接形通，最易受邪，因此燥易伤肺。

凡具有炎热向上等特性的外邪称为热邪。“火曰炎上”，因此火热之邪具有燔灼向上的特点，易侵袭人体上部。火热易生风动血。“生风”是指热邪侵犯人体耗伤津液，使筋脉失养，而出现手足颤动；“动血”是指热邪为病，易引起各种出血的病症，如吐血、便血、皮肤发斑等。

暑邪是火热之邪的一部分，是在夏季常出现的致病邪气。暑邪致病根据轻重分为两种：一为伤暑，二为中暑，中暑病情比较严重。夏季不仅气候炎热，而且是多雨的季节，空气中的湿度增加，所以暑邪经常伙同湿邪同时侵犯人体而发病。

“寒”是生病的主要因素

张仲景在《伤寒杂病论》中把“寒”放在了非常重要的位置，他非常重视“寒”。我认为不管是哪个季节，寒邪致病都是最普遍的。

很多人会问我：“夏天感冒不是热的吗？怎么会是受寒呢？”其实，绝大多数的夏季感冒都是由于寒邪侵体引起的。夏季闷热，湿度比较大，在这个时候大家都比较贪凉，比如吹空调等，不知不觉就感受了风寒之邪。

夏季的寒邪有可能比冬天还要重，因为冬天你会很注意身体的保暖，但是夏天，我们常常会待在空调屋里，外邪入侵的机会就会比较多。

受寒后就要暖起来

前面说了，大部分的感冒都是因为受寒引起的，那么在孩子受寒邪侵袭之后，就要想办法让孩子暖起来，不给寒邪继续往里走的机会。

孩子受寒后可以用热水泡脚取暖，因为泡脚能够疏通人体的脾经、肾经、肝经、膀胱经等主要的经络，让这些经络保持通畅，人就很少生病。

注意不要让孩子在饿着肚子的情况下泡脚，这样泡脚后出汗反而会损伤正气。在泡脚之前，可以给孩子喝点温热的粥。另外，微微出汗即可，不要盲目追求出汗，微微出汗代表着气血畅通了，如果出大量的汗，反而会损伤正气。

孩子刚刚受寒的时候，用热水给他泡泡脚，能协助孩子的身体暖起来，如果在泡脚水里适当加一些药物来提高孩子的免疫力，那么就会有意想不到的效果。

5 打喷嚏是一种抵御疾病的方式

孩子受寒将要感冒时，最早出现的预警信号就是打喷嚏了。打喷嚏是身体遭遇外邪以后迅速启动的自我保护反应，提示此时寒邪已经开始侵犯孩子的身体了，正气正在聚集起来想要清除邪气。我们的身体就好比是国家，正气就是守护国家的军队，当邪气这个敌人入侵国家的时候，正气就会捍卫国土，站出来将邪气驱逐出境。

孩子打喷嚏时是治疗感冒的一个好时机，如果家长处理及时，问题很快就能得到解决。如果不能及时进行调养，一种可能是孩子身体里的正气比较足，最终战胜了寒邪，保住了身体的健康；另一种可能就是孩子身体的正气不足，抵挡不住邪气的侵犯，最后发展到感冒的第二个阶段。

邪气刚刚侵体的时候，孩子开始打喷嚏，但是这一阶段最好不要给孩子吃抑制喷嚏的西药，因为西药的主要作用是阻断神经的传递，身体被麻痹了，自然就不会喷嚏连连。打喷嚏是孩子的身体在本能地将病毒排出体外，如果用药物阻断，那么神经麻痹以后，身体就不知道反抗了，邪气不能及时排出，感冒就来了。

邪气刚刚侵入体内，还没有在孩子的体内站稳脚跟的时候，一碗姜汤就能够把邪气压下去。老祖宗总结出来的：一碗姜汤，防患未然。姜汤可以给身体以通透、往外走的力量，邪气就会被排出体外。邪气一走，感冒自然也走了。

喝姜汤一定要尽早，才能防患于未然。否则邪气深入到孩子的身体，姜汤也没办法将它驱除出去了。

6

小小苏叶用处大

记得小时候，家附近的田野里总会长一些苏叶，夏天的时候，家里的长辈们会把苏叶采摘回家晒干了挂在墙上。若家中有人感冒了，就会拿干姜和苏叶一起炖了，喝下去发一身汗就好了。多年之后，我开始学中医，才发现原来小小的叶子竟有这么大的用处。

苏叶的用处

苏叶为唇形科植物紫苏，有散寒解表、理气宽中的功效。常常用于治疗感冒风寒、发热恶寒、头痛鼻塞等症状。

《药品化义》中曾说：“苏叶性味辛温，有发表、散寒、理气、和营的作用，用来治疗风寒，驱逐邪气。”这里提到了苏叶的一个重要用途，苏叶能够发散表寒，发汗能力比较强，与生姜一起使用可以治疗恶寒、发热、无汗等症状。

日常生活中，孩子每天都会接触到大量的病毒，家长们无须害怕，孩子的身体可以抵抗这些病毒。孩子每天都接触感冒病毒，但却不是每天都会感冒。但是如果此时孩子处于身体比较弱的状态，同时外部环境变化剧烈，那么体内的免疫系统就会紊乱，不能及时抵御病毒的侵袭。孩子就会出现身上发冷、流清鼻涕、打喷嚏等症状，这时如果能用苏叶这种能让经络温暖起来的药物，那么身体的防御系统就能振奋起来，寒邪也可以很快被清出体外了。

紫苏叶还有行气宽中的作用，可用于脾胃气滞、胸闷等症状，常与藿香搭配使用。搭配砂仁、陈皮使用可以行气安胎，治疗妊娠恶阻、胎动不安。

此外，紫苏辛温，可以解鱼蟹之毒。有的时候，鱼虾螃蟹等食物因为存放不佳等原因，食用后会导致人中毒。这个时候，喝一些苏叶水，就能够把这些鱼蟹之毒清除。

苏叶煮水或泡脚

配　　方：苏叶

用　　量：成人 6 克，5 岁左右孩子 3 克

做　　法：把苏叶放入锅中，加入 2 杯水，大火煮沸后转小火。小火熬煮 3 分钟后关火，闷 7 ~ 8 分钟就可以饮用了。

注意事项：服用苏叶水之前，应先让孩子吃点东西，以助药力，空腹服用不宜发汗；苏叶熬煮时间不宜过长；和桂枝颗粒等中成药类似，每隔 2 ~ 3 小时饮用一次；喝完苏叶水要注意保暖，切忌大汗及汗后吹风。

喝完苏叶水之后，孩子会感到身上发热，微微出汗之后，就可以停止服用，孩子身上的感冒症状也会随之消失。这主要得益于苏叶将身体里的正气调动了起来，让它们产生了足够的抵抗力，将外邪排出了体外。

使用此方法的时候一定要注意，孩子微微出汗即可，汗后一定要避风，千万不可汗后吹风。

也有一些孩子不喜欢苏叶的味道，因此拒绝喝苏叶水，遇到这种情况家长也不要着急，可以用苏叶水给孩子泡脚。

配　　方：苏叶、荆芥

用　　量：苏叶 3 克，荆芥 3 克

做　　法：把苏叶和荆芥倒入锅中，加入 4 杯水，盖上锅盖，煮沸后 3 分钟关火，闷 7 ~ 8 分钟。将熬好的药汁兑入温水中，给孩子泡脚。

注意事项：泡到身体微微出汗就可以了。

7

后背温暖，抵抗寒邪

中医认为，主一身阳气的督脉是从后背的正中穿过的，所以当寒邪侵犯的时候，如果借助外力让孩子的背部暖起来，阳气就会强盛，那么就能够抵御寒邪的侵犯。

大椎穴

了解中医的人都知道，人体有任督二脉，其中督脉总管全身所有属阳的经脉，而大椎穴就是督脉上能够调节阳气的一个穴位。

孩子感冒多为风寒所致，在受寒之初，虽然风寒邪气进入了体内，但是还没有那么旺盛，所以我们借助外力，帮助孩子用自身的阳气将风寒邪气排出体外就可以了。温通大椎穴可以帮助孩子将风寒邪气排出体外。大椎穴比较好找，当我们低头的时候，用手按住后颈，最突出的那块骨头就是大椎穴的所在之处了。

温通大椎穴后，要注意保暖、避风，尤其是后背、后脑勺以及腹部，因为这些部位特别容易受到风寒邪气的侵袭。

热水袋暖背法

孩子受寒后，家长可以准备好一个热水袋，让孩子躺在床上，把热水袋放在距离孩子后背半尺远的地方，在肺俞穴和大椎穴之间。热水袋和身体之间不要用东西隔挡，也不要贴着皮肤，否则容易烫伤。

热水袋暖背法，可以让热气不断地传输到孩子的后背，进而让背部的经络温暖起来，这样寒邪也就被祛除了。

注意在用热水袋暖背之前，给孩子喝一点温热的粥，肚子里面有食物，才能更好地发汗。如果空腹发汗，可能会损伤正气，使身体状况变得更糟糕。

电吹风暖背法

刚刚受寒的时候，如果手头没有合适的药物，也可以用家家必备的小电器——电吹风来达到驱寒的效果。

把一块毛巾披在孩子的大椎穴上，然后打开电吹风，让暖风不断地吹毛巾。注意要缓缓移动电吹风，以免烫伤孩子。

这种方法和热水袋的原理是一样的，都可以让孩子暖起来，这样邪气自然就会被驱赶出来了。用电吹风吹到微微出汗即可。

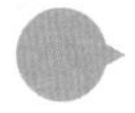

暖气片暖背法

北方的冬天，几乎家家都有暖气片，如果能够加以利用，小小暖气片也能发挥大功效。

在暖背之前先让孩子喝一碗热粥，然后拿一个矮板凳放在暖气片的旁边，让孩子背靠着暖气片坐在板凳上，把后背贴在暖气片上。很快孩子就能感受到热度，身体就会温暖起来，这种方法同样也能够将寒邪祛除。

有些家里的暖气片在窗户的下面，这种情况就不要再用暖气法来进行暖背了。因为孩子坐在这种暖气片旁边，虽然背部是热的，但是从窗户缝里吹进来的冷风很容易吹到孩子的头部。

8

孩子感冒的第二阶段——寒包火

前面我们讲了，绝大多数的感冒都是因为受寒所引起的，如果在受寒伊始就能够进行有效的干预，将寒气驱逐出体外，那么感冒就会不治而愈了。

但是外寒阶段一般持续时间非常短，症状也不会特别明显，所以很多时候，我们都不能把握住最佳时机，防患于未然。一旦错过良机，外寒就会深入到身体的内部，与里面的正气进行一系列斗争，表现出很多热症，中医称之为“寒包火”。

“寒包火”顾名思义就是寒在外，火在内，内火被外寒给包住了。此时孩子的皮肤肌表是风寒的状态，表现为发烧、不出汗，但是体内为风热的状态，表现为流鼻涕、痰变黄变稠、舌头变红、舌苔变黄。同时，咽喉、扁桃体、淋巴结也可能红肿。

刚感冒的时候，外寒刚侵入时因为症状不明显，家长们往往不会重视。所以，通常情况下，当我们发现孩子感冒的时候，已经进入了感冒的第二阶段，也就是“寒包火”阶段了。

风寒感冒要祛风散寒，风热感冒需祛风清热，那么寒包火应该怎么办呢？其实非常简单，把治疗风寒感冒和风热感冒的推拿方法加起来就可以了。

首先要平肝清肺，推拿肝经和肺经。肝经穴在食指掌面，清肝经要从指根推向指尖；肺经穴在无名指掌面，清肺经也是从指根推向指尖。推拿肝经和肺经有助于疏风清热解表。

平肝清肺后，我们可以揉一揉孩子的一窝风，帮助他祛风解表散寒。一窝风在手背腕横纹中央的凹陷中，持续揉按可以帮助孩子缓解鼻塞。

9

从鼻涕里收集信息

鼻涕和痰，都是从肺部分泌出来的液体，当宝宝的身体不适时，鼻涕也会发生一定的变化。家长们如果能够读懂鼻涕给出的信号，那么孩子生病的时候，就能够做到心中有数，不慌不乱，并准确给予适当的调理和治疗了。

清鼻涕、清痰

所谓清鼻涕、清痰，指的是像鸡蛋清一样的鼻涕或痰液。《黄帝内经》里曾提到："诸病水液，澄澈清冷，皆属于寒。"就是说我们生病的时候，如果身体分泌出来的鼻涕、痰等液体，都是澄净的、清澈的、偏冷的，那么就是因为寒邪而导致的病。

所以，一般孩子有清鼻涕、清痰就说明感冒是风邪所致，也就是所谓的风寒感冒。那么为什么得了风寒感冒，孩子会流清鼻涕呢？其实原因非常简单，冬天气温较低，如果孩子穿的衣服较少，不能抵御严寒的侵袭，在外面待一段时间后就会开始流清鼻涕。这是人体感受到有外寒侵入而采取的保护措施，想通过流清鼻涕把刚刚侵入体内的寒邪排出去。

孩子一般情况下是不会吐痰的，所以家长们在孩子感冒之后一定要重点观察他的鼻涕。如果鼻涕像鸡蛋清一样清稀，那么就说明孩子的感冒可能是由风寒邪气侵体而引起的，属于风寒感冒。

当然，判断是否为风寒感冒，只靠鼻涕还不够，我们还要观察一下孩子的舌头。在儿科望诊中，看舌象也是一件非常重要的事情。因为舌头上分布着丰富的毛细血管，所以舌头最能体现身体内部的气血变化，也最能反映出身体内部的虚实寒热情况。

中医认为血液“得寒则凝，得热则行”，所以当血液遇到寒邪侵袭的时候，就容易凝结，而受到热邪的时候，则会流通。如果孩子的身体被寒邪侵袭，那么舌头的颜色可能会变得比平时稍淡一些。如果寒邪很旺盛，孩子阳气不足，舌头的颜色有可能变成淡白色。

所以，舌头颜色过红，就代表着孩子可能上火了；而淡红色的舌头则代表着孩子处于受到风寒侵袭的状态。

清鼻涕、黄痰

我们之前讲到过，在孩子感冒的第二个阶段，往往是外寒里热的寒包火状态。所以，这一阶段外寒和里热的状况都会存在，孩子流的是清鼻涕，但咳出来的却是黄痰。有时候也会出现鼻涕和痰都是黄白相间的症状。

这时候，孩子体内的寒热是交错的，有的孩子头一天还感觉到身上发冷，第二天症状有可能逆转成发热、高烧了。如果非要让我们在这一阶段去分清孩子到底是风寒感冒还是风热感冒，恐怕有点强人所难。事实上，孩子都已经痊愈了，很多家长还没有搞懂孩子到底是风寒感冒还是风热感冒。

我们前面也详细说明了寒热并存的时候，家长怎么给孩子推拿。现在再说一个可以调理外寒里热的药方。张仲景的《伤寒论》里曾创立过一个调理寒热交错情况的药方，叫“麻杏石甘汤”，具体的药物有：麻黄、生石膏、杏仁、炙甘草。其中，麻黄能够散外寒，让人发汗，生石膏可以清里热。如果服用中成药，可以选择麻杏甘石颗粒。

黄鼻涕、黄痰

《黄帝内经》有云:“诸转反戾,水液浑浊,皆属于热。”也就是说凡是得了病,如果身体躁动不安,而且身体分泌出来的液体是浑浊不堪的,那么这个病就属于热邪所致。所以孩子得了风热感冒,刚开始的时候鼻涕可能是清稀的,后面会转化为黄鼻涕、黄痰。

风热感冒很多都是由风寒感冒转化而来的,所以有的孩子一开始的时候是流清鼻涕,很快变成流黄鼻涕了。这时候我们就不能再按照风寒感冒的症状来进行治疗了,否则就会适得其反。

风寒感冒时舌头是淡红色的,风热感冒一般表现为红舌。因为热邪会让舌头上的毛细血管血液运行加速,所以舌头的颜色也会加深。

和风寒感冒不一样,风热感冒还会导致咽喉和扁桃体红肿,类似于我们常常提到的“上火”。《黄帝内经》里讲到:“诸病胕肿,疼酸惊骇,皆属于火。”也就是说身体的某些部位红肿、热痛,都是体内有热邪所致。

风寒邪气会导致人体的毛孔收缩,所以一般而言不会出汗。但是风热邪气容易让毛孔打开,会让人微微出汗。大家可能会疑惑:一出汗邪气就被带走了,那么病不是就好了吗?风热感冒虽然出了汗,但是汗却不是特别多,并不足以把风热邪气全部排出去。

风寒感冒要祛风寒,风热感冒自然需要用一些凉性药物来清热。薄荷、菊花等就属于辛凉药物,可以散风清热,用于对抗风热邪气最好不过了。

10 给孩子用药，安全最重要

孩子≠缩小版成人

有的家长会给孩子服用自己服过觉得有效的药物，并按成人剂量减半，他们认为只要剂量减半就不会有问题。

但是，孩子的肝脏还没发育成熟，对药物的解毒能力不如成人；孩子的肾脏仍处于生长发育之中，对药物的清除能力也不如成人；孩子大脑的血脑屏障功能还没发育完全，还不能阻止某些药物对大脑的伤害。

孩子不是缩小版的成人，按成人剂量减半给孩子用药是不科学的。

药不是吃得越多越好

一般来说，有经验的儿科中医在开药的时候剂量都非常小，多为 3 克、6 克或者 9 克。很多家长都会觉得这么少的剂量怎么可能治得好孩子的病。事实是，药用得重了反而不好。古人云：“治上焦如羽。”治疗上焦的病一定要用很轻很轻的力量，才能够使药性在上焦处发挥很好的作用。如果药量过重，药物起作用的地方就偏了，药效反而不好。

11

正确使用中药

孩子感冒了免不了要吃药，很多家长特别喜欢给孩子服用中药，因为中药的副作用会比较小。为了让大家更清楚地了解治疗感冒的中药，下面我会为大家介绍几种能够让邪气往外发散的辛凉药物。

金银花

金银花又被称为“双花”，在每年三月开放，有淡淡的香味，因为刚开放的时候为白色，后面转为黄色，所以叫作“金银花”。金银花生命比较顽强，各地方均适合生长，它的果实为圆形，药用价值广泛，自古以来而被人们称为清热解毒的良药。

金银花具有疏热散邪作用，对外感风热或温病初起，身热头痛、心烦少寐、神昏舌绛、咽干口燥等有一定作用。中医说，无论是气分还是血分的邪热，金银花都可以清透。

芦根

用于风热感冒的中成药里面一般都有芦根，芦根有清除体内热邪的作用。

《本草纲目》谓之能“清热生津，除烦止渴，止呕、泻胃火，利二便”。常用于温热病之高烧、口渴、胃热呕吐，以及肺热咳嗽、痰稠而黄、吐之不爽等，对咽喉炎症、声带疲劳以及口腔炎、牙周炎等有良效。

入药时最好选择鲜芦根，没有鲜芦根也可以用干芦根，药效以鲜芦根为好。但是现在药店里基本上没有卖鲜芦根的了。

连翘

连翘，味苦，性凉、微寒，具有清热、解毒、消肿的功效。

连翘常用于外感或热病初起、症状较轻者，配金银花等，以协助解表清热；对较严重的温热病，在清热泻火或解毒方剂内，连翘也常用，但只起辅助作用。

金银花、连翘常合用，以加强清热解毒的作用。两者的微细区别是：金银花味甘不伤胃，连翘苦寒，少量服用可以清热健胃，但过多仍会影响饮食；金银花偏于解表，而连翘偏于清胸膈膜里热。

治疗感冒的中药不能熬太久

一般来说，大家熬中药会熬 3 次，每次 20 多分钟。但是治感冒的中药是用来驱散外邪的，所以不能够熬制太久，否则药味太重，不在肺经停留，就往下走了。

所以，很多时候大家觉得喝了药却没什么效果，就有可能是没有用对量或者是熬药的方式不对。

那么应该怎么熬制治疗感冒的中药呢？首先把中药放在水里泡上 20 分钟，然后开火熬制，开锅后继续煮 10 分钟，然后关火就可以了。

12 孩子感冒的第三阶段——表里俱热

在孩子感冒还处在“寒包火”的阶段时，如果家长能够及时发现，通过推拿的方法就可以使这一证候得到彻底的缓解了。也可以说，孩子感冒的第二个阶段，并不算太严重，治疗的手段和方式也非常简单有效。

但有些粗心的家长，在孩子感冒还不是太严重的时候，没能引起他们足够的重视，以至于感冒进一步加深，上升到了表里俱热的层面上。

简单而言，表里俱热这一感冒证候，主要有三个显著的特征可供我们早一步做出正确的判断。

一是身体发烧发热。

此时孩子不再有畏寒的表现，反而是身体各处呈现高烧发热的情况。同时在咽喉部位，会出现疼痛、红肿等不良现象。

二是外部表现上，会有黄、绿色的痰出现。

孩子因为发烧，肺部会发生感染病变，往往伴随着咳嗽，从呼吸道深处咳出颜色发黄或发绿的浓痰，极易辨认。

三是咳嗽的声音上也有变化，咳嗽的响动大。

很多孩子在轻微感冒的时候，也会发出咳嗽，但和表里俱热阶段的咳嗽相比，有着很大的不同。轻微感冒时期的咳嗽，主要是咽喉部位受到刺激，因痒而咳嗽，声音轻小。但到了表里俱热阶段，这时孩子们的咳嗽会变得剧烈，声音听起来沉闷，这是肺部感染后，声音从呼吸道深处发出的结果。而且家长如果仔细观察的话，还会发现孩子伴有胸部疼痛的症状。

13 孩子感冒的第四阶段——反复

将好未好之时

医生用药了，体温正常了，各种反应也消失了，感冒的第三个阶段平安度过了。一般而言，家长会认为孩子的感冒已经好了，于是放松了警惕。其实，此时已经进入了感冒的第四个阶段——反复。这是一个非常关键的时期，如果调理得当，感冒会很快痊愈；如果家长和孩子都放松警惕，草草结束战斗，那么感冒就会一直绵延，难以痊愈。

此时，身体里的外邪已经被清除了出去，但是它们又回到了体表，依附于体表而生。也就是说，现在孩子又回到了类似于第一阶段的表寒阶段。这时用一些温热的方法，帮助他进一步把表寒清除出去，感冒才能算是彻底好了。

熏鼻法

配　方：防风、荆芥、白芷、辛夷、苏叶

用　量：每种药材各 3 克

做　法：把药材放入锅中，加入 2 杯水，大火煮沸后继续熬煮 3 分钟后关火。将熬好的药倒入碗中，让孩子在离碗 15 厘米远的地方，闻药的蒸汽，熏蒸 10 分钟即可。

注意事项：白芷和辛夷需要请药店的员工捣碎，熏蒸期间药汁凉掉了可以放在炉子上再次加热。

14 孩子感冒总不好，调补脾胃最重要

脾胃虚弱的孩子爱感冒

刚满六岁的萌萌是医院的小常客，前两天，她妈妈带她来看病，我照例询问："孩子还没好吗？"

她妈妈听到后，马上开始倒苦水："一到换季的时候就要感冒，要是学校里别的小朋友感冒了，不用说，我家的孩子肯定要中招的。这不，前两天一刮风，估计是着了凉了，昨天开始流鼻涕，今天就发烧了。"

孩子感冒多半是风寒所致，所以孩子的妈妈也认为，孩子生病的原因是着凉了。但是为什么一变天，别的小朋友没有生病，自己家的孩子却生病了呢？

其实，这个问题我们前面也提到过，人体内部和外界之间是有一个平衡点的，邪气随时可能会存在，但是只有在人体的阳气不足时，才会产生感冒。

如果人体的正气很足、经脉通畅，那么即使邪气侵入，也不会出现生病等症状。如果正气不足，那么邪气就会侵入体内，造成感冒。

所以外邪能不能成功入侵，是由自身的正气是否够强大来决定的。如果孩子的身体很好，正气非常足，一般而言，外邪是奈何不了他的，他就很少会感冒。而经常感冒、发烧的孩子，大多都是身体较差的孩子。

据萌萌的妈妈所说，萌萌胃口不是特别好，什么东西都不爱吃，平时还总是生病，一生病就更吃不下东西了。这其实是脾胃虚弱所造成的恶性循环。

中医有“内伤脾胃，百病由生”之说。脾胃亏虚，运化功能失调，就容易导致肺虚胃弱、抵抗力低下，气候稍变化就易受外邪入侵而导致反复感冒或感冒后迁延难愈。

我们的身体就好比是国家，邪气是入侵者，正气是保家卫国的军人。要想让军人奋勇杀敌，首先得吃饱了，否则正气没有杀敌的力气，邪气自然会入侵进去。所以，要想小儿少生病，还得重视脾胃的呵护。

脾胃虚弱，感冒反复

明代儿科名家万全的医书《幼科发挥》上有提到：“胃者主受纳，脾者主运化，脾胃壮实，四肢安宁，脾胃虚弱，百病蜂起。”小儿处于生长发育阶段，其脏腑尚娇嫩、形气未充，尤其是肺、脾、肾三脏不足尤为突出。

肺主气而脾益气，而肺之气又来源于脾。孩子感冒，多是外邪袭肺导致肺气失宣，肺病容易伤及脾脏。再加上小儿本来就脾常不足，在这种脾胃虚弱状态下，脾运化功能得不到正常发挥而又会反过来影响到肺，使得肺虚无力。这样不仅不利于疾病的恢复，而且还可能会让外邪更容易入侵而致肺病。如此恶性循环，使得感冒迁延不愈或反复发作而成体虚感冒。

基本上，孩子每次感冒，你都能找到脾胃不调的身影。感冒过后，孩子的身体经过了正邪两方的交战，能量消耗巨大，也会导致脾胃虚弱。这时，如果不能好好地进行调理，一遇到外界环境的变化或者刺激，感冒就会再次卷土重来。

很多家长就是觉得孩子的感冒症状已经消失了，掉以轻心，没有及时给孩子调理脾胃，所以才导致孩子的正气总是不足，不断地感冒。甚至上次的感冒还没有好，下次的感冒就已经开始了。

所以孩子生病了，家长不要总是想着依靠药物将症状压下去。一定要找出生病的原因，强壮孩子的脾胃，让他自己的身体强大起来，这样才能从根源上解决孩子身体不好的问题。因此，每次孩子感冒后，家长都要在感冒的最后一个阶段给孩子调理一下脾胃。

15

治疗感冒，食疗帮忙

天气渐凉，换季时孩子最容易发生感冒。孩子感冒发烧小脸通红，又喘又咳，家长们担忧，总想为宝宝找到疗效最好的药。但是药三分毒，除了吃药，还可以用食疗的方法帮助孩子恢复健康。

孩子感冒时的饮食法则

俗话说：病从口入。对于感冒的孩子来说，饮食上有几点是需要特别注意的。

首先，孩子感冒后应该多吃一些清淡易消化的食物，家长可以给孩子准备一些粥、汤、馄饨等食物。如果觉得这些食物不够营养，可以在煮粥的时候加入一些蔬菜或者肉末。孩子感冒的时候，千万不要给他吃油腻或者大补的食物，因为感冒的时候，脾胃很虚弱，再吃这些难以消化的食物，无疑算是火上浇油。

其次，要让孩子多喝水，水能够保持呼吸道的湿润，也有助于帮助体内邪气排泄出去。邪气排出体外，病自然就好了。此外，孩子发烧了更要及时补充水分，喝水对孩子也有一定的降温作用。

再次，感冒后要多摄入水果和蔬菜。因为水果、蔬菜中含有各种维生素，可以帮助人提高自身的免疫力，更好地对抗外邪。

最后，要注意各种类型的感冒都有其相对应的饮食禁忌，具体的禁忌我们下面会说到。家长们不仅要学会对症下药，更要学会对症饮食。

感冒饮食宜忌

风寒感冒患者忌食生冷的食物。如果孩子患了风寒感冒，要避免给他吃绿豆、海鲜、莲藕等，更不要因为心软而给他喝冷饮。

姜糖苏叶茶

材　　料：生姜 15 克、苏叶 10 克、红糖 10 克

做　　法：生姜切丝，苏叶撕成小块，放入杯中，加沸水冲泡，盖上杯盖闷 10 分钟，加入红糖搅拌均匀即可饮用。

注意事项：此配方可以解表散寒，一定要趁热服用。

风热感冒患者不应该吃辛辣刺激或是性热的食物。如果孩子属于风热发烧的症状，可以给他吃些雪梨、荸荠、绿豆等食物，尽量不要吃辣椒、羊肉、荔枝、花生、瓜子等食物。

银花薄荷茶

材　　料：金银花 15 克、薄荷 6 克、白糖适量

做　　法：金银花加水煮 15 分钟，再加入薄荷煮 3 分钟，过滤出汤汁，加入白糖搅拌均匀即可饮用。

注意事项：此方辛凉解表，最适合风热感冒患者饮用。

暑湿感冒比较适合吃西瓜、冬瓜、黄瓜、丝瓜、茭白等食物，不宜食用过咸的食物，如火腿、腊肠、咸鱼等等。

荷叶冬瓜汤

材　　料：鲜荷叶 1 张、冬瓜 250 克、盐少许

做　　法：把新鲜的荷叶洗干净，撕成小片，冬瓜洗净后去皮、瓤，切片。锅中加入清水，放入荷叶、冬瓜，熬煮至冬瓜完全熟烂，加入少许盐调味即可食用。

注意事项：此方清暑化湿，最适合暑湿感冒患者饮用。

16 发烧不一定是坏事

由于孩子对外界环境适应能力差，身体的正气尚未发育完全，所以常常会有被邪气侵体的状况发生。身体里的正气与邪气做斗争，就可能会引起发热症状。

从某种意义上来说，发烧和咳嗽、拉肚子是一样的，都是人体的正气与邪气做斗争的表现之一。而且，邪气越是旺盛，正气表现出来的战斗力就越是强大，体表温度也会相应地增高。

大家可以观察一下，一般而言中老年人发烧大多为低烧，但是青少年发烧则往往是超过 38.5℃的高烧，那么这又是为什么呢？

刚刚我们说了，发烧是正邪两方激烈交战表现出来的症状，孩子和青年人正气比中老年人更为充足，所以他们抵抗外邪的能力也更强大。在受到外邪侵害的时候，青少年体内的正气反抗更为激烈，烧的温度也就会比较高了。

所以，发烧对孩子来讲不全是坏事，它是机体对外来病原的有效免疫反应，是对身体的一种自我保护反应。遇到孩子发烧，家长应该予以重视，但也不必过度惊慌。

家长在孩子发烧后要做的是密切观察孩子的情况，如果发现孩子发烧的同时伴随着精神差、持续高热、反复发热、惊厥、出现皮疹、无法进食或有脱水表现，那么就需要及时就医了。

如果孩子刚开始发烧，精神状态良好，该吃吃，该睡睡，和平时一样，即便体温达到 38.5℃，家长也不必过度紧张，匆忙送往医院。在家里适当做一些调理，并密切关注孩子的变化，一般而言都可以平安度过。

17 发烧会烧坏脑子吗

孩子发烧莫惊慌

几乎每一位家长都曾经被孩子突然升上来的体温惊吓到，都曾为孩子持续数日的高烧而焦急抓狂过，也都因为不了解发热的真相和后果而胡思乱想过。

我曾经遇到过一位戴着眼镜、看起来文化素质很高的母亲，抱着孩子来看发烧，在拿到处方后，歇斯底里地哭着对大夫说：“我孩子都烧成这样了，为什么不给开抗生素？我不让你给孩子看病了！”然后抱着孩子扭头就走，也不给大夫一句解释的机会。

走出诊室后，我还能听到这位妈妈在候诊室的走廊上重复着：“孩子都烧成这样了，也不给开抗生素，烧坏了脑子怎么办！”

在这里告诉各位家长，小孩子生病的时候，就像“外敌”在入侵小儿的身体，这时候，人的大脑会发出指令，派一支白细胞“部队”去抵抗入侵。这时候，人体的白细胞增多，抗体生成活跃，肝脏的解毒功能增强，物质代谢速度加快，能使病人的抵抗力有所提高。这时候人体就处于一种发烧状态。

所以，发烧不是一种“病”，而是身体对抗疾病时的一种表现，家长不要一味地急于退烧哦，而要耐心观察孩子的精神状态、伴随症状，配合医生找到导致发烧的病因，再从源头上退热。

有些发烧是生理性发热

虽然发烧对孩子而言不一定是什么好事，但是有一种发烧却可以不用管，那就是“生理性发热”。

唐宋时期，古代医学家们就在医书中记载了孩子生理性发热的现象，并给这种现象命名“变蒸”，换成现在的说法，就是“生长热”。

一个形象的比喻，孩子就像初升的旭日、初春的小草一样，蒸蒸日上、欣欣向荣，生长得特别快。而植物在生长过程中有一个过程叫作“拔节”，即每到一个节点上，就会有一些变化，孩子也是一样。那为什么会发热呢？因为孩子体内的阳气要从原来的水平跨越到下一个阶段。

《诸病源候论》等医籍关于变蒸的记载认为：小儿自初生起，32 日一变，64 日变且蒸，十变五蒸，历 320 日，小蒸完毕；小蒸以后是大蒸，大蒸共 3 次，第 1、2 次各 64 日，第 3 次为 128 日。合计 576 日，变蒸完毕。小儿变蒸时，机体脏腑功能逐步健全完善，也就反映为表现于外的形、神同步协调发展。

所以生长性发热的时候，千万别给孩子吃抗生素或打点滴，以免伤了阳气。不用管它，自然而然就会好的。

真的会烧坏脑子吗

还有的家长会说：“医生，隔壁老王家的孩子，之前因为发烧，现在小孩变得傻傻的，腿脚也不利索了，这是不是‘烧坏脑子’了？”

我们前面提到过，发烧是人体防御机制在发挥作用的一种表现，所以单纯的发烧并不会严重影响大脑细胞。有些中枢神经系统感染，比如病毒性脑炎、化脓性脑膜炎，临床表现为发烧，如不能及时诊治，可能会产生神经系统后遗症，诸如癫痫、脑瘫、智力障碍、肢体运动障碍等。但这并不是“发烧”本身引起的“烧坏脑子”，而是颅内感染引起的。同理，发烧本身也不会烧坏心脏等其他器官或组织。事实上，儿科门急诊发热的患儿绝大多数都是普通的呼吸道感染，这种发烧大多不会有后遗症。

18

物理降温的智慧

孩子发烧不能随便吃药

在医院看病有各个科室，一般都是按照身体的部位分类，例如内科、外科、耳鼻喉科等，不过医院有一个特别的科室是比较综合的，那就是儿科。为什么要把儿科单列出来呢？因为孩子的体格和器官的发育等各方面都和成人不同，孩子生病以后的处理方式不能和大人完全一样，必须根据孩子未发育完全的身体特征进行治疗。

正是由于这个原因，孩子发烧以后不能随便吃药。孩子发烧是比较常见的，往往由感冒等常见疾病引起，很多家长一发现孩子发烧，首先想到的就是给孩子吃退烧药，这其实是非常错误的做法。孩子体内的新陈代谢旺盛，药物在体内的作用过程比在成年人体内更快，有些药物还很容易导致孩子体内的电解质的失衡，所以很多药物对孩子来说都是必须慎重使用的。此外，“是药三分毒”，孩子的身体系统不完善，导致各种药物的毒副作用在孩子身上往往更明显，甚至有些大人吃了没有副作用的药物孩子吃了也会出问题。如果孩子吃错了药，很容易对他的生长发育产生负面影响，而且年龄越小的孩子这些负面影响越大。

所以孩子发烧，不到非常时刻，不要随便给他吃退烧药。那么什么样的情况就到了可以吃退烧药的时刻呢？这个度该怎么把握才好？我可以在这里给大家提供一个标准：孩子发烧后体温达到 38.5℃以上，就可以考虑给孩子吃药降温了，这时候选用一些常用的药物即可，例如中药里面的柴胡、羚羊角等，西药里面的百服宁、泰诺等。给孩子服药的时候一定要仔细阅读使用说明（尤其是西药），确定孩子吃了没问题再服用。不过，如果孩子发烧后体温超过了 39℃，情况就比较紧急了，家长不能自作主张，需要让孩子立即就医，由专业的医生确定到底是什么问题、应该如何应对。

孩子发烧的物理降温法

上面谈到了根据发烧后孩子的体温数值，在什么样的情况下可以给孩子吃退烧药，所以家里有小孩的话，一定要准备一支体温计。如果摸孩子额头发现发烧了，一定要用体温计测量一下准确数值，不要凭感觉判断。孩子发烧往往不会有太大的问题，所以做父母的首先不要慌了手脚，应保持冷静，采取正确的措施应对才是最好的选择。

如果不给孩子吃退烧药，应该用什么样的方式给孩子降温呢？在 38.5℃以下的时候，采用物理降温法即可。如果孩子发低烧，而且他的精神状态也还可以，可以在他额头上贴退热贴（家中可以备一些），也可以给孩子洗个温水澡，这能够有效帮助孩子散热，但是要注意洗澡时间别太长，也要防止孩子感冒，洗完澡要及时把衣服穿好。此外，还可以用毛巾冷敷孩子的额头，但毛巾不要拧太干，水温也不要太凉。

如果孩子发烧比较严重，那么一定要防止孩子身体脱水，应多让孩子喝一些温开水，饮水还能帮助调节体温。如果孩子比较小，可以帮助他用温水擦拭身体，这和洗温水澡是一个道理，可以重点擦拭腋下、脖子、腹股沟等血管丰富的地方。如果孩子头很烫但是手脚冰凉，那么家长要帮孩子把手脚搓热，否则孩子的体温有可能进一步上升。

最后要提醒家长一点：不要给孩子捂汗。发烧以后捂汗是很多人容易想到的，不过孩子跟大人不一样，孩子发烧不能通过出汗的方式解决，那样会让情况更糟糕，孩子降体温的主要方式应该是发散，哪怕是减少一点儿衣服、盖薄一点儿的被子都行。物理降温法可用的具体方式很多，家长可以根据情况自行选择。

19 多少度才算是高烧

前面提到过，发烧并不是一种病，它是正气对抗外邪所表现出来的一种症状。绝大多数的发烧，都可以通过家长的照顾和调理来解决的。但是家长们在利用中医知识治疗孩子发烧的同时，也应该知道什么情况是我们可以自行解决的，什么情况是我们不能解决，需要到医院寻求医生帮助的。

如果孩子发烧不超过 38℃，一般情况都不会有太大的问题。如果孩子身体热症明显，有咽喉肿痛、黄痰等症状，那么可以用一些清热解毒的药物，来帮助孩子清透外邪；如果孩子身体内阳气不足，不能组织阳气来抵抗外邪的入侵，那么就可以用一些温补的药物，帮助孩子体内的阳气更好地同外邪战斗。

但是如果孩子出现以下情况，就应该引起我们的注意了。

首先，低烧不退、精神萎靡需要格外注意。孩子本来很活泼，发烧以后不但精神萎靡，而且一直处于低烧状态，这种情况说明孩子的阳气不足，在和外邪战斗的时候处于下风。此时，应该及时找医生处理，帮助孩子培补阳气，战胜外邪。

其次，孩子发烧后精神亢奋也不是一件好事情。孩子本来很安静，发烧后就开始哭闹、说胡话，精神处于亢奋状态，可能引发“高烧惊厥”。此时必须给孩子镇静安神并及时送往医院找医生治疗。

最后，如果孩子出现高烧不退、胸闷憋气、剧烈咳嗽等症状，一定要考虑是不是高烧不退引发了肺炎。如果孩子出现肺炎的症状，一定要送往医院救治。如果孩子胸闷憋气、咳嗽黄痰的情况很严重，可以让孩子保持侧卧位，以防痰把气管堵塞，导致窒息。

20 及时补充糖盐水

我们的下丘脑有多种功能，其中重要的一项就是作为一个体温调节中枢。人体的体温会因为各种各样的原因有较小的波动，这个体温调节中枢就会通过增加机体的散热或产热来把体温控制在37℃左右。人体为了对抗病菌的侵袭，会动用一些防御机制，比如具有杀菌作用的白细胞、淋巴细胞等等，发烧就是这种机制的启动信号，体内的“战斗”开始了。既然是战斗过程，必然有所消耗，如果这种消耗比较厉害，孩子就会出很多汗，甚至会出现陷入昏迷、说胡话等很严重的现象。

为了让孩子体内有更好的状态应对发烧，为了让孩子不会因为发烧出现虚脱等严重的现象，家长们可以通过一些方式，帮助孩子体内具有杀菌作用的细胞和病菌的“战斗”，最合适的莫过于给孩子及时补充糖盐水。糖盐水中的糖分是为了给孩子的身体补充能量，让孩子体内有足够的能量应付与病菌之间的抗衡；糖盐水中的盐分则是补充钠等微量元素，让孩子体内电解质平衡，可以更有力气。

糖盐水怎么配制呢？严格说来，糖盐水并没有规定的比例，最简单的配置方法就是白开水加一些白糖再加一些食用盐即可，家长只要尝起来不会太咸或者不会太甜即可，水晾一晾，到温水的程度就可以给孩子喝了。如果要稍微讲究一点，可以买一瓶生理盐水，稍微加点糖，让孩子喝起来不是太难接受即可。也有些人建议直接喝白开水，但白开水没有办法补充能量和电解质。喝了糖盐水以后，能补充孩子出汗损失的水分和微量元素，还能增加孩子的排尿，让孩子恢复的过程更快一些。

Part 5

让孩子不咳嗽

孩子的脏腑柔弱，一旦天气或者季节发生变化，就很难适应，容易出现咳嗽等症状。咳嗽是人身体的一种保护反应，是体内的“正气”与外侵的“邪气”交火时打响的枪声。咳嗽能够把呼吸道里的废物清除出去，对孩子的健康是有利的。所以，我们的目的并不是对付咳嗽，而是找出引起咳嗽的原因，并把这些原因消除掉。

1

孩子为什么会咳嗽

家长们每次到季节交替之际听到孩子咳嗽，总会觉得孩子是感冒了。其实咳嗽不仅仅是感冒的前兆，也有可能是过敏或者肺部疾病的症状。

外感咳嗽

孩子的脏腑柔弱，一旦天气或者季节发生变化，就很难适应，容易出现咳嗽等症状。引起咳嗽的原因有很多，但是因为小儿身体稚嫩，肺部尤为娇弱，所以很容易被外邪所侵。因此，孩子咳嗽，一开始多数为外感咳嗽。也就是风寒或是风热邪气从口鼻侵入体内而引发的咳嗽。

其他疾病导致的咳嗽

咳嗽不一定都是肺部出现了问题，也有可能是其他疾病导致的。

如果孩子患有咽炎，就可能导致咳嗽，有的甚至久咳不止。孩子积食、大便不通都极有可能导致咳嗽，这时候只要找准咳嗽的原因，对症下药，很快就能把咳嗽止住。此外，日常生活中刺激性的气味、真菌、花粉等因素比较难避免，这些也都有可能导致孩子出现过敏性咳嗽，防不胜防。

2

别用止咳药掩耳盗铃

咳嗽是一种症状

咳嗽是孩子最常见也最多发的一种症状，一年四季都有可能发生。很多孩子几乎天天咳嗽，感冒了会咳嗽，不感冒也会咳嗽，家长们常常会焦灼地问我："医生，有没有办法让孩子不再咳嗽啊？"

要解决这个问题，家长首先要对咳嗽有正确的认识。咳嗽是人身体的一种保护反应，是体内的"正气"与外侵的"邪气"交火时打响的枪声。所以，我们的目的并不是对付咳嗽，而是找出引起咳嗽的原因，并把这些原因消除掉。

遗憾的是，很多家长并不懂得咳嗽的意义，孩子咳嗽后，要不认为是小毛病，置之不理，要不就用强有力的止咳药物把咳嗽止住。

这两种做法都是不对的，咳嗽是身体发出的危险信号，如果置之不理或者强行制止会造成很严重的后果。强力止咳药物虽然能够止咳，但是也会导致邪气直接留在肺里除不了根，结果咳嗽就会迁延不愈。

不及时治疗会酿成恶果

有些家长认为咳嗽不是什么大事，轻视治疗结果，导致孩子的咳嗽迁延不愈，反复发作，引发了各种问题。

家长朋友们一定要注意，孩子如果久咳不止，一定要高度重视。如果孩子咳嗽超过一个月，那么就有可能是急性的外感咳嗽已经转变成了慢性的内伤咳嗽，这时就很难治愈了，因为内伤咳嗽是比较顽固难治的。如果孩子咳嗽超过两个月，要考虑是不是变异性哮喘，应及时带孩子去医院做检查。

孩子频繁咳嗽还会引起胸膜腔内压升高，造成心律失常或是产生暂时性的大脑缺血，引发头痛、昏厥、尿失禁等症状。

咳嗽有可能引发肺炎

据调查研究显示，一部分儿童的咳嗽可以诱发肺炎。在中国，肺炎是 5 岁以下儿童死亡的首要原因，所以在这里我要简单介绍一下肺炎的初期症状。肺炎早期症状主要表现为发烧、咳嗽等，与普通感冒很相似，所以有些家长会忽视。

但这两者还是有很大差别的，感冒一般是由于病毒引起的上呼吸道疾病，而肺炎则多为细菌感染后引起的下呼吸道疾病。儿童由于自身免疫功能还不健全，抵抗力差，如不及时治疗，细菌很容易深入到肺部深处，在肺里大量繁殖，导致病情加重，呼吸困难。

孩子患病后，应立即到医院检查，千万不要延误治疗时机。

咳嗽会影响孩子的发育

我们常常会看到，很多久咳不愈的孩子看上去面黄肌瘦，不管是体重还是身高都比同龄人要低一些。这些孩子对外部环境的适应能力较差，天气稍有变化就容易感冒，感冒后不容易治愈而且经常反复发作。

孩子的咳嗽如果不及时治疗，就会发展成慢性咳嗽，由肺脏受损而累及脾和肾气血损伤，孩子的发育以及免疫力就会受到很大的影响。

由于孩子的脏腑都很娇弱，所以咳嗽很可能引发多种病症，家长们一定要重视咳嗽，不要等到孩子的咳嗽反复发作、难以治愈时才手忙脚乱地求医治疗。

3

孩子咳嗽的初级阶段——受寒

孩子咳嗽多为外邪所致，所以咳嗽的初级阶段往往表现为受寒，因此一开始治疗孩子咳嗽，不管是热咳还是寒咳，一般都要散寒。

孩子受寒一般会有以下几种症状：

▲ 鼻塞、流清鼻涕

▲ 咳嗽不重，一般在咽喉部位

▲ 全身发冷发紧

▲ 发烧温度不高，通常不高于 38℃

▲ 腹胀，食欲不好，不爱吃饭

导致孩子受寒的原因很多，下面列出来几条供大家参考一下。

冬季气候寒冷，孩子比较容易受寒。冬季，即便是在有暖气的房间里，大人有的时候也会觉得很冷，孩子的抵抗力更低，所以更容易受寒。

孩子吃太多冷饮也容易导致肺寒，从而开始咳嗽。去年夏天，一位妈妈很焦急地带着孩子来看病说："孩子每个月都要感冒，咳嗽就一直没有停，是不是体质不好。"此时，孩子正在喝冰饮料，这就是一直咳嗽的原因。

出汗后吹风也会导致孩子受寒。很多孩子喜欢在小区里疯跑疯玩，跑完一身的汗，家长一看孩子热了，随手就把外套脱掉了。冷风一吹，孩子就受寒了。

人的体质有强弱之分，体质强的孩子不容易受寒，体质弱的孩子就特别容易受寒。所以家长朋友们一定要了解自己孩子的体质，根据孩子的体质强弱做好增减衣物的工作。

4 初级阶段慎用百合和川贝

孩子刚开始咳嗽的时候，和感冒的第一个阶段很相似，往往表现为寒气侵体。这时，孩子的鼻涕是水一样的清鼻涕，身体比较怕冷，有的孩子手脚都是冰凉的，还有一些孩子一吹风就觉得头疼。

这个时候，外寒还停留在体表，治疗起来非常简单，我们前面提到过的苏叶煮水或是苏叶泡脚，都能够帮助孩子驱走外寒。

除了苏叶水之外，橘子皮也可以用于受寒初期。受寒咳嗽的时候，买来橘子，洗干净后把皮剥下来煮水喝，可以宣肺镇咳。

很多孩子一咳嗽，家长就给他用百合和川贝进行止咳，这样做是不对的。

百合味甘、性平，甘凉清润，主入肺心，常用于清肺润燥止咳。受寒初期用百合，会把邪气憋在身体里发散不出来，并且百合不能服用太久。

川贝有非常重要的药用价值和保健价值，能止咳化痰、润肺清热，不仅可以磨成粉以后开水冲服，还可以与其他食材进行搭配，做成药膳来食用，食用方法也非常的多。它一般用于缓解燥咳，孩子咳嗽的初期并不适合用此类滋润的药物。

很多家长在孩子咳嗽的初期，希望把咳嗽压回去，所以用百合煮粥，或者把川贝放在雪梨里面蒸，以为孩子吃了这些止咳的中药就能好，结果往往事与愿违。

川贝蒸梨的方法是调治燥热咳嗽、阴虚咳嗽或是热邪伤及津液的症状，孩子咳嗽初期属于外寒阶段，这时候如果给他服用这些药物，无异于雪上加霜。孩子的咳嗽暂时止住了，寒气也被憋在体内发散不出来，久而久之，咳嗽就会迁延不愈。

5 孩子咳嗽的第二阶段——外寒里热

咳嗽的第一个阶段是外寒阶段，寒气待在孩子体内的时间不会太长，有时会持续一两天，有时可能只有几个小时。如果这一阶段没有及时调理，没有将寒气控制住，它就会长驱直入进入身体内部。体内的正气与邪气进行交战，于是就进入了外寒里热的阶段。

外寒里热有什么表现

（1）鼻涕

咳嗽的第一个阶段孩子流的是清鼻涕，转入第二个阶段的时候鼻涕会慢慢发展成黄色黏稠的鼻涕。这是正邪双方的拉锯战，所以鼻涕的颜色也会不断发生变化。

很多家长会发现，孩子刚刚起床的时候鼻涕是黄色的，到了中午就变成了清鼻涕，晚上入睡前又成了黄鼻涕。这是因为孩子白天正气旺盛，可以将外寒驱赶出体外，此时孩子的身体处于受寒阶段，鼻涕也就成了清鼻涕。到了晚上，正气开始不足，外邪又进入了身体内部，所以变成了黄鼻涕。

（2）痰

从外寒阶段变成外寒里热阶段的时候，痰的颜色也会发生很大的变化。刚开始的时候可能是清黄交替的，后来慢慢变成黄痰，最后进入表里俱热阶段时，痰就会变成黄绿色的了。这时候孩子咳嗽，你可以清楚地听到他喉咙中有痰的声音。

（3）舌相

有时候孩子虽然咳嗽但是却没有鼻涕也没有痰，这时候根据孩子的舌相，也可以做出比较准确的判断。

在外寒里热阶段，孩子舌质的边尖是红色的，他经常会感到口渴，想喝水。

（4）情绪

寒邪入肺而里热不能散发出去时，孩子的情绪会受到很大的影响。有的孩子会烦躁，容易发脾气，有的孩子会闷闷不乐，不爱说话。这些都是因为热在肺部，外面一直压着不让它散发出去，孩子就会出现闷闷不乐或是烦躁不安的症状了。

（5）发烧、鼻子“冒火”

孩子开始发烧是外寒里热的一个重要表现，有的孩子在发烧的时候，仍然会觉得特别冷，这是寒邪仍有一部分留在体表的缘故。

虽然体表怕冷、手脚冰凉，但有时我们把手放在孩子的鼻子附近，会发现他呼出来的气是很热的，这也是外寒里热的表现之一，中医称之为“热气喷手”。

进入外寒里热阶段的原因

人体有产热和散热系统，人体的脏腑、器官都在不断地产热，然后通过皮肤往外面散热，两个系统保持平衡，人才能维持住正常的体温。

当人体受寒的时候，皮肤毛孔就会自动闭合，以达到减少散热的作用。但是身体里面还在源源不断地产生热量，产热增加而散热减少，就会导致体内的热量越积累越多，从而进入外寒里热的阶段。

很多孩子在受寒之后，都会慢慢往热的方向发展。有的孩子很喜欢吃辛辣的食物，如果在感冒或是咳嗽期间吃了很多的辣椒，也会加重身体的火气，让身体很快进入外寒里热的阶段。

邪气入里化热的时候，体表可能还有寒邪，身体处于寒热并存的状态，这是整个感冒或者咳嗽过程中占据时间最长的阶段。

在这一阶段，我们一方面要用温热的药物来清除体表残余的寒邪，另一方面还要加入化痰的药物，清除体内引起咳嗽的外邪。很多孩子之所以咳嗽迁延不愈，主要是因为在这一阶段只用了止咳的药物，而没有加入清除外邪的药物。

6 咳喘和哮喘的区别

咳喘和哮喘是属于孩子成长过程中比较常见的疾病，相信也是非常多的家长朋友们最为烦恼的疾病了。虽然很多孩子会遇到这种情况，但是家长们却分不清楚咳嗽和哮喘，导致向医生阐述症状不明而出现了不少误诊误治状况。所以，为了孩子的健康，家长们还是需要了解一下咳喘和哮喘的区别。

在中医中，咳嗽引起的喘叫咳喘。平时咳嗽厉害了，会出现呼吸困难、张口抬肩的情况。这时候用听诊器听诊，能够听到哮鸣声，这是因为呼吸道中存有痰，呼吸不畅。

哮喘主要表现为咳嗽、呼吸困难以及有喘息的声音，多发生在晚上和凌晨。一般是由于受到了过敏源的刺激或者是受到了寒冷的刺激所导致的。哮喘有的是受到风寒而引起的，有的是吃鱼虾等食物引起的。

而咳喘是不会有哮喘咳嗽时这么难受的，孩子患上感冒后，如果没有及时治疗，加上呼吸道比较娇弱，咳嗽严重的时候就容易变成咳喘。

从声音上来说，哮喘的声音是哮鸣音，咳喘的时候，声音多是清晰的，即便有哮鸣声，也不会像哮喘那样明显。咳喘还会伴有清鼻涕、头痛、头晕、嗜睡等表现，这一点是哮喘所没有的。

在治疗方法上，二者也是有区别的。对于患上咳喘的孩子，要先用治疗感冒的方法，把孩子的感冒治疗好，同时使用止咳药，一般来说就不会有什么问题了。对于哮喘病人来说，最重要的是做好预防的工作，少接触过敏源，少吹冷风，不要喝过多凉水。

7

孩子咳喘的日常调养

不要错把咳喘当哮喘治疗

我们上一节已经详细分析了咳喘和哮喘的区别，相信家长们大致可以分清楚孩子到底是咳喘还是哮喘了。但是现在有个比较不好的现象，就是孩子去医院看病，有些粗心的医生，用听诊器听到了哮鸣声，就把孩子诊断为哮喘了，然后用治疗哮喘的药物给孩子治疗咳喘。

其实西医儿科对哮喘的诊断也是有非常严格的规定的：

（1）反复发作喘息、气急、胸闷或咳嗽。

（2）发作的时候，在双肺可闻及散在或弥漫性，以呼气相为主的哮鸣音，呼气相延长。

（3）上述症状和体征可经治疗缓解或自行缓解。

（4）排除其他疾病所引起的喘息、气急、胸闷和咳嗽。

（5）临床表现不典型者，应至少具备1项肺功能试验阳性。

只有符合1～4条或第4、5条的患者才可以诊断为哮喘。但是有的家长们反映，一些医生拿听诊器听一听，就将孩子的病定性为哮喘了。

一旦孩子被确诊为哮喘，医生就会进行激素治疗。有的孩子一用就是好几年，成为比较严重的激素依赖者。一些孩子治疗效果不好，父母又会带过来看中医。

其实很多孩子只是咳喘，有的连咳喘都算不上，但是却按照哮喘的方法进行治疗，治疗效果自然不会好。长此以往，孩子的免疫系统会出现紊乱，旧病未去又添新病，越治越乱，家长和孩子也越来越失望。

咳喘为什么会有哮鸣声

很多孩子被误判为哮喘，都是因为医生用听诊器诊断的时候，听到了哮鸣声。那么孩子咳喘为什么会出现哮鸣声呢？

人的呼吸到很娇嫩，孩子的更是如此。感冒一般会引起热证，如果孩子体内正气不足的话，还有可能引起呼吸道的肿胀，导致呼吸道变窄。孩子的呼吸频率比成人要快，再加上呼吸道变窄，就很容易出现哮鸣声。但是这种哮鸣声是由炎症引起的，和哮喘的哮鸣声有着本质上的区别。

得了咳喘怎么办

不同症状的咳喘应该采用不同的调理方法，对症下药才能取得更好的效果。如果孩子寒气比较重，那么在治疗的时候就应该以散寒为主；如果孩子气血亏，就要多补充气血。此外，不同的阶段，也要采取不同的调理方式。咳喘初期，一定要多散寒，到了后期就要侧重于益气养血、温阳散寒了。

病好之后调理身体是一件非常重要的事情，如果调理得好，孩子以后身体就会很好，邪气也就不容易侵犯。如果孩子病愈之后，家长没有及时给孩子调理身体，那么孩子身体就会亏虚，过一段时间又会出现这样那样的病症。

寒有一个特点，就是留而不去，所以孩子得了咳喘，一定要把肺里的寒散出去，寒气如果不能完全散出，孩子的咳喘就不会好得彻底。有的家长可能觉得自己的孩子流的是黄鼻涕，是风热咳嗽，那么就应该清热，而忽略了散寒。其实，这样做是不对的，即便是风热咳嗽，大多也都是风寒咳嗽发展而来的，如果不散寒，那么清热的效果也不会特别好。

孩子得了咳喘，散寒是一件很重要的事情。当出现风热咳嗽症状时，与其加大清热的力度，不如适当加入散寒药物，以取得更好的治疗效果。

8

孩子咳嗽的第三阶段——表里俱热

孩子的外感咳嗽，是随着外邪的进程而产生变化的，当外邪完全进入到孩子体内的时候，就会表现出表里俱热的状态。

在这一阶段，孩子受寒生热，常常会觉得口干、鼻干、口渴。这一阶段孩子会发高烧，咳嗽出来的痰是黄色的，鼻涕也是黄色的，还有的孩子甚至会出现黄绿色的痰。孩子夜里咳嗽会比较厉害，家长一定要特别注意孩子咳嗽的声音，这一阶段孩子咳嗽的声音开始变深，是从胸腔里面发出来的。

家长应该根据孩子的咳嗽声来初步判断孩子是不是已经发生了肺部感染。如果有肺部感染的症状，就一定要及时就医。

孩子受了寒，容易郁而化热。郁而化热后就容易伤到肺和胃，这是一系列的变化过程。孩子常常是先着凉发烧，然后出现咽喉肿痛、黄痰黄鼻涕等症状，再发展就出现肺胃阴血亏虚的症状，主要表现为鼻腔干燥、口干口渴、眼睛干痒等。

表里俱热阶段，孩子一般会吐热痰，这是非常讨厌的，如果痰清不干净，孩子的病情就会一直反复。有的孩子甚至要去医院里面用器械来吸痰。这里提醒各位家长，在给孩子清热透邪的同时，一定要将孩子体内的痰化去。

在用药的同时，家长还需要给孩子准备一些清淡的食物，比如雪梨、荸荠等。有的家长认为孩子生病了一定要进补，会给孩子熬鱼汤喝，这样做也是错误的。中医认为，肉可以助湿增热，所以不要给孩子吃过多的此类食物。

表里俱热阶段，家长一定要坚持给孩子用药，直至外邪被完全清出体外。不要觉得孩子的咳嗽不严重了就停止用药，这样会导致咳嗽迁延不愈。

9 孩子咳嗽的第四阶段——将好未好

一般来说，孩子的身体在经历过前面的三个阶段后，咳嗽就会进入到将好未好的阶段，其实这个阶段的症状和外寒阶段基本相似。外邪已经被我们慢慢逼出体外，痰又变成白色的了，鼻涕也开始成为清鼻涕。这时候，一些感冒的症状都逐渐消失了，只是鼻音会比较重，偶尔会咳嗽两声。

很多家长以为孩子已经好了，就放松了警惕，而正是因为家长的放松，很多孩子病好之后还会时不时地咳嗽几声。这一阶段还需要用一些散邪气的药物，帮助身体把邪气完全发散出来。

《医学心悟》里面有个方子叫作止嗽散，非常适合第四阶段的调理。

止嗽散

材　　料：紫菀 15 克，百部 12 克，白前 12 克，桔梗 15 克，荆芥 10 克，陈皮 15 克，甘草 6 克

做　　法：以上药材加水熬煮后服用即可。

注意事项：此方法要在孩子感冒已经痊愈，仅剩一点咳嗽的时候使用。

止嗽散里的这些药物基本都属于温性药物，温肺止咳的效果非常不错。需注意，阴虚劳嗽或肺热咳嗽者都不宜使用。

10

治疗春季咳嗽的小妙方

四季各有其特点，春天温暖、夏天炎热、秋天凉爽、冬天寒冷，这温、热、凉、寒就是四季的应有之气。春天是万物生长之时，也是孩子长身体的关键时期，家长们要格外注意孩子的身体状况。

春季咳嗽的三种类型

春季咳嗽一般可以分为外寒里热咳嗽、风热咳嗽、风热伤阴咳嗽三种类型。

外寒里热咳嗽是春季最常见的，多发生于初春时节。因为刚刚由冬季进入春季，这段时间天气还是比较寒冷的，稍有不注意就会让孩子患上风寒咳嗽。风寒侵体，毛孔堵塞，身体里的热量散发不出去，慢慢地就转变为了外寒里热咳嗽。

清朝名医叶天士曾说过："暴暖忽冷，先受温邪。"春天天气变化最大，忽冷忽热的天气最容易引发风热咳嗽，所以风热咳嗽也是春季常见的一种病症。

肺热最直接的影响就是伤阴，风热比较重的时候就会快速把肺里的津液消耗掉，导致肺的宣发肃降功能受到影响，进而产生咳嗽或者是咳喘。

如何应对春季的外寒里热咳嗽

孩子得了外寒里热咳嗽，外寒和肺热的症状都会表现出来，孩子会出现流清鼻涕、黄痰、手脚冰凉、舌质略红等症状。外寒里热咳嗽既需要外散风寒，又需要内清里热，当然还要养阴化痰、健脾化湿。治疗外寒里热咳嗽可以外敷丁桂儿脐贴，贴在孩子的涌泉穴、大椎穴和肺俞穴上，过一晚上，孩子的咳嗽就会好很多。每天晚上贴上，白天揭掉，连用 3 天就有明显的好转。

涌泉穴是人体足底穴位，位于足前部凹陷处第二、三趾趾缝纹头端与足跟连线的前三分之一处。在涌泉穴贴丁桂儿脐贴可以养阴清内热。大椎穴前面已经讲过，在低头时颈脖后面最高的骨头下面的位置，在这个穴位处贴丁桂儿脐贴，有助于帮助孩子外散风寒。肺俞穴属于足太阳膀胱经，是肺脏的背腧穴。先找到颈项部最突出的棘突，即第 7 颈椎棘突。向下沿棘突逐个触摸至第 3 胸椎棘突下，旁开 1.5 寸就是肺俞穴。肺主皮毛，开窍于鼻，外敷肺俞穴能够补虚损、治咳嗽。

春季风热咳嗽怎么办

风热咳嗽的声音会比较高，咳嗽的位置比较深，一般是从胸腔发出来的，如果有痰，会觉得咳嗽声有点沉闷。治疗风热咳嗽用杏仁、金银花、川贝等药材熬煮成药汤，给孩子服下有较好的疗效。

风热咳嗽小妙方

材　料：杏仁 6 克，金银花 6 克，川贝 3 克，菊花 6 克，竹叶 6 克，淡豆豉 6 克，冰糖适量

做　法：加入 600 毫升水，先将除杏仁外的其他药材浸泡半小时，大火煮沸后改小火熬煮 7 分钟，接着放入杏仁继续熬煮 3 分钟，放入冰糖调味后即可。

注意事项：1 岁以内的孩子每次用量为 10 ~ 30 毫升；1 ~ 2 岁每次用量为 50 毫升；2 ~ 3 岁每次用量为 50 ~ 100 毫升；3 岁以上每次用量为 100 毫升以上。每天服用 2 ~ 3 次，饭前、饭后半小时均可服用。

11 夏季咳嗽应该这么做

夏天气候的特点是“暑湿”，夏天不仅气候炎热，而且多雨潮湿，受到环境的影响，人体也多湿气。所以，孩子在夏季生病多为暑湿引起，不仅有发热、烦渴等症状，还有可能出现胸闷、四肢乏力等症状。

夏季咳嗽主要有两种类型，一种是暑湿咳嗽，一种是因邪入肺络咳嗽。暑湿咳嗽主要是因为夏天暑湿比较重，湿气蒸腾人体上半部分，侵犯人体的肺部而导致的咳嗽。因邪入肺络咳嗽是孩子的身体比较弱，湿热侵体后久滞不去而导致的咳嗽。

孩子暑湿咳嗽怎么办

孩子咳嗽的声音是否有力主要取决于肺热的严重性，肺热越重，咳嗽的力量就越大。而咳嗽的声音是否清亮，则与肺部的湿气有关，肺部没有湿气，咳嗽声就会比较清亮。

孩子暑湿咳嗽时声音是有力且浑浊的，此时孩子比较容易出现胸闷、头脑昏沉等症状，这是因为肺里面的湿气阻滞了气体的运行，使得肺气不能很好地呼出。暑热侵体，孩子的舌质会变红，体内有湿气，舌苔会变白变厚，所以暑湿咳嗽的时候，孩子的舌质红而舌苔白厚。

治疗暑湿咳嗽可以给孩子推拿肝经和肺经，以起到清肝平肺的功效。

食指末节螺纹面为肝经，无名指末节螺纹面为肺经，家长们可以从孩子的食指指根往指尖方向推去，达到清肝经的效果。再从孩子的无名指指根推向指尖，达到平肺的效果。频率为每分钟 100 次左右，每次推拿 5 分钟左右即可。

推拿孩子的食指和无名指能够起到疏风解表、清肝平肺、止咳化痰的作用，是孩子患上暑湿咳嗽后非常有效的一种治疗方式。

给孩子揉外劳宫穴也能起到比较好的治疗效果。外劳宫穴在手背侧，第 2、3 掌骨之间，掌指关节后 0.5 寸。让孩子握拳后中指指尖所对应的穴位是内劳宫穴，手背上与内劳宫穴相对应的位置就是外劳宫穴。

家长可以用拇指指端揉孩子的外劳宫穴，每分钟 60 ~ 100 次，每次揉 5 分钟左右即可。这种方法可以治疗孩子外感风寒、鼻塞、咳嗽、气喘等症状。如果孩子有不消化、腹痛、腹泻等症状，揉压此穴位也能起到辅助治疗的效果。

因邪入肺络咳嗽怎么办

孩子夏季咳嗽的时间久了，暑湿之邪就会侵袭肺络。如果孩子咳嗽的时间比较长，超过一两周甚至更久，家长们就要注意是不是邪气侵入肺络了。

因邪入肺络咳嗽多发生于孩子生病后，治疗得差不多的时候，所以咳嗽的声音不会很大，频率也不高，比较没有规律。这时候，孩子体内残余的暑湿不多，常常会有微热、流清鼻涕、口渴、咽喉不适等症状出现。

治疗孩子因邪入肺络咳嗽也可以像治疗暑湿咳嗽一样，给孩子推拿食指和无名指，以起到清肝平肺的功效。

还可以给孩子揉膻中穴。膻中穴是我们日常生活中运用比较多的一个重要的穴位，位于胸部，在前正中线上，平第 4 肋间，两乳头连线的中点。

家长们可以用食指、中指、无名指并在一起，指腹放在孩子的膻中穴上，顺时针轻揉穴位。每次揉 5 分钟左右，每天揉 2 ~ 3 次即可。

中医认为，在疾病还处于萌芽阶段的时候，发现并治疗它，那么病很快就能好。要想让孩子夏天的时候不生病，要让孩子多喝热水。夏天很多孩子贪凉，喜欢喝冷饮、吹空调，这些行为都会让孩子变得容易生病。还要让孩子适当运动、多晒太阳，多出汗有利于排出体内的寒气、湿气，孩子的身体自然就健康了。

12 孩子秋天咳嗽怎么办

入秋之后，气温开始下降，气候变化无常，昼夜温差变大，雨量减小，空气开始变得干燥。这个时候，如果我们不注意一些小细节，就非常容易患上呼吸道疾病。

早秋时天气还偏热，多为温燥，孩子常常出现上火现象。深秋气候偏寒，属于凉燥，孩子容易受到寒邪侵袭，出现流清鼻涕、打喷嚏等症状。

秋季是孩子咳嗽的高发期，一般而言秋季咳嗽有两种常见类型。一种是温燥咳嗽，一种是凉燥咳嗽。

温燥咳嗽多发生在刚入秋的时候，这时候天气还在延续夏季的炎热，孩子的咳嗽也多为温燥咳嗽。凉燥咳嗽发生在深秋时节，随着天气的变冷、寒气的加重，孩子容易出现打喷嚏、怕冷、流清鼻涕等现象，此时发生的咳嗽多为凉燥咳嗽。

下面我给大家介绍一个适合在秋季给孩子强身健体的药方。

秋季调养小妙方

材　　料：菊花 6 克，百合 6 克，雪梨 1 个，陈皮 6 克，生姜 5 片

做　　法：雪梨去核切成小块。将所有材料放入锅中，倒入 800 毫升水，先泡半小时，大火煮沸后改小火熬煮 10 ~ 15 分钟。

注意事项：1 岁以内的孩子每次用量为 10 ~ 30 毫升；1 ~ 2 岁每次用量为 50 毫升；2 ~ 3 岁每次用量为 50 ~ 100 毫升；3 岁以上每次用量为 100 毫升以上。每天服用 2 ~ 3 次，饭前、饭后半小时均可服用。

13

孩子秋季温燥咳嗽怎么办

秋季温燥咳嗽有哪些症状

温燥的症状有咳嗽少痰或是无痰、咽干鼻燥、声音嘶哑、唇干、大便干、小便黄等特点。没到秋天，带孩子来医院看病的家长们都会说，孩子的鼻涕很容易干结在鼻子上，还有些孩子会出现大便干结或是便秘的现象。因此，治疗秋季的温燥咳嗽，主要是疏风清热、润肺止咳。

治疗温燥咳嗽的小妙方

治疗温燥咳嗽小妙方

材　　料：甜杏仁3克，淡豆豉3克，雪梨1个，沙参6克，菊花3克，浙贝3克，冰糖适量

做　　法：雪梨去核切成小块。将所有材料放入锅中，倒入350毫升水，先大火煮沸，然后改小火熬煮7～8分钟。

注意事项：1岁以内每次用量10～30毫升；1～2岁每次用量50毫升；2～3岁每次用量50～100毫升；3岁以上每次用量100毫升以上。每天服用2～3次，饭前、饭后半小时均可服用。若是给小婴儿喂食，可以把药液放入奶瓶中。

泡脚也能有奇效

温燥咳嗽泡脚小妙方

材　料：杏仁6克，沙参6克，雪梨1个，淡豆豉3克，桑叶6克，浙贝6克，炒栀子6克

做　法：雪梨去核切成小块。将所有材料放入锅中，倒入1000毫升水，大火煮沸后改小火熬煮10分钟，兑入凉水，调节温度到42℃左右。

注意事项：泡脚时间不宜过长，泡脚时水要没过脚踝，每次泡到孩子微微出汗就可以了。泡脚后适当给孩子做一下足部按摩效果会更好。

温燥咳嗽要这样推拿

治疗温燥咳嗽，可以给孩子点揉太溪穴。取穴时，可采用正坐，平放足底或仰卧的姿势。太溪穴位于足内侧，内踝后方与脚跟骨筋腱之间的凹陷处。用拇指点揉此穴位的时候，孩子会有微微的酸胀感，临睡前按摩，可以帮助孩子缓解口干咽燥等症状。一般每次推拿5～10分钟，每天推拿2～3次就能达到滋阴补肾、清热润燥的功效。

按摩中府穴能够帮助孩子缓解咳嗽、口渴等症状。中府穴的位置比较难找，可以从脖子两边的锁骨侧端下缘开始，这里有个三角窝是云门穴，由此穴垂直往下推一条肋骨就是中府穴的位置所在。轻轻点压孩子的中府穴，孩子会有一个明显的痛点，按摩到疼痛慢慢消失就可以了，每天按摩3次，每次大约5分钟。

如果孩子有大便干结或是便秘的症状出现，可以给孩子按压天枢穴。天枢穴位于人体中腹部，肚脐旁三指宽处，也就是位于肚脐眼旁开2寸的地方，左右各一。

在按压天枢穴的时候，一定要注意按摩的方式。家长可以将两手拇指的指端放在天枢穴上，力量由小到大地向孩子腹部深层按压，按压到顶点时稍稍停顿半分钟，然后力度逐渐变小。如此反复按压5分钟左右，每天重复3次。

14 孩子秋季凉燥咳嗽怎么办

秋季凉燥咳嗽有哪些症状

深秋乃至初冬天气寒冷，此时小儿感冒咳嗽往往呈现出咳嗽，伴有头微痛、无汗、鼻塞、咽干唇燥、痰稀、苔白少津等一系列凉燥的症状。此时需要用生姜、大枣、豆豉等温润止咳，与初秋温燥燥咳用梨汁等凉润止咳不同。

治疗凉燥咳嗽的小妙方

治疗凉燥咳嗽小妙方（1）

材　　料：杏仁 3 克，淡豆豉 3 克，陈皮 3 克，葱白 4 段，生姜 3 片，红枣 3 枚，薏米一把

做　　法：将所有材料放入锅中，倒入 350 毫升水，先大火煮沸，然后改小火熬煮 7 ~ 8 分钟即可。

注意事项：每天服用 1 剂，如果是给小婴儿喂食，可以把药液放入奶瓶中。

治疗凉燥咳嗽小妙方（2）

材　　料：杏仁 6 克，苏叶 9 克

做　　法：将所有材料放入杯子中，倒入 200 毫升沸水冲泡，代茶饮用即可。

注意事项：每天服用 1 剂，紫苏叶微温、味辛，可以宣肺解表，杏仁可以降气止咳，化痰平喘。

治疗凉燥咳嗽小妙方（3）

材　　料：杏仁 12 克，苏叶 12 克，清半夏 12 克，白茯苓 12 克，炙紫菀 12 克，枳壳 12 克，桔梗 12 克，前胡 10 克，陈皮 10 克，荆芥 6 克，甘草 6 克，生姜 3 片，大枣 5 枚

做　　法：将所有材料放入锅中，倒入清水，先大火煮沸，然后改小火熬煮 7 ~ 8 分钟即可。

注意事项：每天服用 1 剂，分早晚 2 次服用，一般 3 剂就可以治愈。给小婴儿喂食，可以把药液放入奶瓶中。

凉燥咳嗽如何推拿

孩子得了凉燥咳嗽，可以揉一窝风穴。一窝风穴在手腕背侧，腕横纹中央凹陷中。用拇指或中指螺纹面，顺时针按揉，可以起到温中行气、止痹痛、利关节的作用；此外揉一窝风还可以发散风寒，宣通表里，对于寒凝经络所引起的疼痛有很好的治疗作用。

按摩一窝风穴的频率为每分钟 60 ~ 100 次，每次按摩 3 ~ 5 分钟，按摩时间不宜过久，至孩子微微出汗就可以了。

值得注意的是，一窝风与外劳宫都有温阳散寒的功效，但一窝风侧重散一身之表寒，而外劳宫侧重于温脾化湿、温下元。所以，如果遇到打喷嚏流清涕或全身发冷等症状，按摩一窝风穴的效果就好过外劳宫穴。

因为凉燥咳嗽一般伴有小便清、腹痛等症状，所以还可以给孩子推拿肾经，以达到滋肾清热利尿的功效。肾经位于小指末节螺纹面，家长们可以从孩子的小指指端往指根的方向推拿，每分钟大约 60 ~ 100 次，每次 3 ~ 5 分钟。推拿肾经可以治疗肾阴不足、津亏等导致的咳嗽、咳喘、膀胱湿热等。

15 孩子冬季咳嗽，这样调理才有效

寒为百病之始，人得病之初多为受寒。冬季天气寒冷，所以各种因为受寒而导致的疾病接踵而来。冬天也是孩子咳嗽的多发期，这个季节的咳嗽类型也比较多，既有风寒咳嗽，也有燥热咳嗽，也可能是湿热咳嗽或者外寒里热咳嗽。

风寒咳嗽

风寒咳嗽是由于外感风寒直接进入肺部或是风寒感冒治疗后没能完全祛除风寒而导致的咳嗽。孩子患风寒咳嗽会觉得怕冷、痰多、头疼、流清鼻涕，孩子的咳嗽声一般比较重，痰多为清稀状，往往有很多泡沫。

治疗风寒感冒可以推拿孩子的食指和无名指，给孩子清肝平肺，也可以给孩子揉涌泉穴，缓解其咳喘、胸闷的症状。这些推拿手法我们前面都已经有了详细的阐述，下面介绍两种新的推拿方式。

一种是给孩子按摩身柱穴。身柱穴的位置在我们的背部，从大椎穴开始，第三胸椎棘突下。以身柱穴为中心，用手掌顺时针揉搓，就会觉得皮肤渐渐暖了起来，连续揉搓20分钟左右，孩子的身体会暖起来，甚至会微微出汗。家长可以给孩子揉摩20分钟以上，每天2～3次。身柱穴不仅可以散寒，还有强身健体的功效，能够治疗反复感冒、咳嗽、肺炎等病症。

另一种方法是给孩子分推肩胛骨。用两个拇指从孩子的脊柱与肩胛骨内侧缘之间的中线由上到下地分推，每分钟 60 ~ 100 次，每次 3 ~ 5 分钟，可以治疗咳嗽、久咳不愈、胸闷等病症。

治疗“风寒咳嗽”小妙方

材　　料：甜杏仁 6 粒，陈皮 6 克，淡豆豉 6 克，生甘草 6 克，生姜 5 片，红糖适量

做　　法：除甜杏仁、红糖外的所有材料放入锅中，倒入 800 毫升清水，先泡半小时，然后大火煮沸，改小火熬煮 7 ~ 8 分钟，放入杏仁，继续熬煮 3 分钟后加入红糖即可。

注意事项：1 岁以内的孩子每次用量为 10 ~ 30 毫升；1 ~ 2 岁每次用量为 50 毫升；2 ~ 3 岁每次用量为 50 ~ 100 毫升；3 岁以上每次用量为 100 毫升以上。每天服用 2 ~ 3 次，饭前、饭后半小时均可服用。不要熬煮太久，熬出来大约有 400 毫升药液。

孩子患上外寒内饮咳嗽怎么办

孩子患上外寒内饮咳嗽的主要原因是感受到了外寒，且孩子是痰湿体质。痰湿体质大多是因为饮食不当或疾病困扰而导致。这里的“痰”并不是一般概念中的痰，而是指人体津液的异常积留，是病理性的产物。

孩子如果患上外寒内饮咳嗽，咳嗽声会比较沉闷，咳痰量较多，痰色发白或是有泡沫，孩子之前会有受风寒的历史。

治疗外寒内饮咳嗽，可以给孩子用热水泡脚，在泡脚水里加上适当的药物，会起到更好的治疗效果。

治疗“外寒内饮咳嗽”的泡脚小妙方

材　　料：麻黄 6 克，干姜 6 克，芍药 6 克，炙甘草 6 克，桂枝 6 克，法半夏 6 克，五味子 6 克，细辛 3 克

做　　法：所有材料放入锅中，倒入 1000 毫升清水，先大火煮沸，然后改小火熬煮 10 分钟关火。兑入凉水，将水温调整至 42 ~ 45℃后给孩子泡脚。

16 不同类型的咳嗽要用不同的方法治疗

 积食咳嗽

孩子的脾胃功能还没有完全发育，所以吃的东西过多就会影响消化，肠胃不能把吃下去的食物转化为营养，就会变成痰浊影响到孩子的身体，导致孩子咳嗽。我们常常会发现，胖孩子更容易咳嗽。

此外，吃很多高营养、高蛋白、高脂肪的食物，以及爱喝冷饮的孩子也容易咳嗽，因为这些大多是生湿助痰的食物。

孩子积食咳嗽多伴有吃食物过多的历史，孩子的口气比较重，睡觉时常常翻来覆去不容易进入睡眠，而且多梦。观察孩子的舌相，可以看到他的舌苔呈厚腻状。

治疗积食咳嗽，可以给孩子服用中成药大山楂丸或者保和丸，这些大部分药店都有销售，按说明书服用就可以了。也可以用我下面介绍的食疗方。

大麦茶

材　　料：大麦茶适量

做　　法：将大麦茶放入杯中，加入开水冲泡，等温凉后给孩子服用即可。

注意事项：大麦茶具有行气消食的功效，老少皆宜，药店和超市均有销售。

气血亏虚咳嗽

如果孩子咳嗽的声音很低且无力，流出像鸡蛋清一样的清鼻涕，那么要考虑是不是气血亏虚咳嗽了。一般而言，气血亏虚的孩子既不耐风寒，也不耐风热，平时容易劳累，生长发育迟缓。

治疗孩子气血亏虚咳嗽可以用山药粥。

山药粥

材　料：山药 30 克，牛蒡子 6 克，红糖适量

做　法：所有材料放入锅中，倒入 1000 毫升清水，先大火煮沸，然后改小火熬煮 20 ~ 30 分钟关火。

注意事项：1 岁以内的孩子每次用量为 10 ~ 30 毫升；1 ~ 2 岁每次用量为 50 毫升；2 ~ 3 岁每次用量为 50 ~ 100 毫升；3 岁以上每次用量为 100 毫升以上。每天服用 2 ~ 3 次，饭前、饭后半小时均可服用。

痰湿咳嗽

脾为生痰之源，痰是由脾胃产生出来的，痰生出之后就储存在肺里，肺里有痰就必须清除掉，于是就产生了咳嗽。痰湿咳嗽时咳嗽声音比较重，听起来很浑浊，多伴有胸闷、食少、疲倦等症状，舌苔白腻，痰黏稠且呈白色或灰色。

治疗“痰湿咳嗽”的泡脚小妙方

材　料：杏仁 6 克，茯苓 6 克，乌梅 6 克，炙甘草 6 克，陈皮 6 克，法半夏 6 克，竹茹 6 克，生姜 5 片，大枣 3 枚

做　法：所有材料放入锅中，倒入 1000 毫升清水，先大火煮沸，然后改小火熬煮 10 分钟关火。兑入凉水，将水温调整至 42 ~ 45℃。

注意事项：此方还可以用于孩子恶心、呕吐。泡脚的时候水最好没过孩子的脚踝；泡脚时间不宜过长，至孩子微微出汗就可以了。

17 川贝炖梨平燥邪

说起吃药，小朋友们都会皱起眉头，因为良药苦口。但如果要是告诉孩子炖梨来治病，那孩子一定会高兴地举双手赞成。梨是常见的水果，大人孩子都很喜欢吃，其实梨不仅是甜美多汁的水果，还是滋阴清热的良药。

李时珍说：《别录》谈梨，只说它的害，不说它的功。古人说到病，大多与风寒有关，用药都是桂、附，却不知梨能制风热、润肺凉心，消痰去火、解毒。

梨具有生津、润燥、清热、化痰等功效，适用于热病伤津烦渴、消渴症、热咳、痰热惊狂、噎膈、口渴失音、眼赤肿痛、消化不良。此外，现在空气污染比较严重，多吃梨可改善呼吸系统和肺功能，保护肺部免受空气中灰尘和烟尘的影响。所以，有科学家和医师把梨称为“全方位的健康水果”或称为“全科医生”。

川贝有镇咳、化痰、降压以及抗菌作用。因为川贝性凉、味甘平，所以用于治疗热症咳嗽，如风热咳嗽、燥热咳嗽、肺火咳嗽等，都具有良好的疗效。川贝和梨搭配，润燥效果更好。

川贝炖梨

材　　料：川贝粉 3 克，雪梨 1 个，冰糖 10 克

做　　法：将雪梨洗净，上端切开，挖去梨核，放入川贝粉、冰糖，然后盖上。把梨放入碗中，隔水蒸 30 分钟左右，放温后食用。

注意事项：此方可用于孩子感冒快好仍有热痰的时候，可以疏风清热、润肺止咳。

18 孩子在不同的时间段咳嗽怎么办

孩子夜咳怎么办

孩子在夜里不同的时间段咳嗽，其原因也会有所不同。一般而言，孩子肺中有微热，会在晚上 11 点到凌晨 1 点这段时间咳嗽；如果孩子在凌晨 1 点到凌晨 3 点咳嗽，多半是属于肝热，肝木之气上升传达到肺部而引起的咳嗽；凌晨 3 点到 5 点的咳嗽多属于肺热咳嗽。

如果孩子在晚上 11 点到凌晨 1 点这段时间咳嗽，可以按摩足临泣穴来治疗。

足临泣穴是胆经的穴位，位于足背外侧，第四趾关节的后方，小趾伸肌腱的外侧凹陷处。即在第四脚趾和小脚趾之间缝的终点。取穴时将手指从四脚趾和小脚趾之间的缝向脚背方向推，推到有骨头的边缘时就是足临泣穴。

用拇指在孩子足临泣穴附近顺时针轻揉，每次 3 ~ 5 分钟，每天 3 次，即可通过调节胆经的气血来达到治疗孩子夜咳的效果。

如果孩子在凌晨 1 点到 3 点咳嗽，可以给孩子揉按太冲穴。

太冲穴归属足厥阴肝经穴，位于足背侧，第一、二趾跖骨连接部位中。取太冲穴时，可采用正坐或仰卧的姿势，用拇趾、次趾夹缝向脚背方向二横指后，即是太冲穴。

用拇指在孩子的太冲穴附近顺时针按摩，每次 3 ~ 5 分钟，每天 3 次，就可以缓解孩子因为肝热而导致的夜咳。

如果孩子在凌晨 3 点到 5 点咳嗽，可以给孩子按压太渊穴。

太渊穴属于手太阴肺经穴，位于人体腕掌侧横纹桡侧，桡动脉搏动处。手掌心朝上，腕横纹的桡侧，大拇指立起时，有大筋竖起，筋内侧凹陷处就是太渊穴。

找到孩子的太渊穴，用拇指顺时针或者逆时针按压此穴，每次 3 ～ 5 分钟，每天 3 次，按摩此穴可以通过调节肺部的气血来缓解孩子肺热咳嗽。

晨起咳嗽离不开艾灸

孩子晨起咳嗽多发生在感冒发烧好了以后，咳嗽的时间有长有短，有的时候只是咳嗽几声，有的时候可能会咳嗽十几分钟。咳嗽的时候常会伴有少量的黄鼻涕和黄痰，喉咙里好像有异物堵住。

孩子晨起咳嗽原因有二，一是因为孩子的阳气较弱，肺阴稍有损伤；二是孩子生病时间较长，脾胃出现了问题，脾胃产生的痰湿就注入到了肺部，从而形成了晨咳。

治疗孩子晨起咳嗽，可以用艾灸大椎穴法。艾灸的操作一般都较为简单，而且灸的范围较大，取穴也没有针灸严格。根据艾条灸的操作方法不同，可分为雀啄灸、回旋灸、温和灸、悬灸、艾灸盒灸。

雀啄灸，施灸者手持点燃的艾条，在施灸穴位皮肤的上方约 3 厘米处，如鸟雀啄食一样做一上一下的活动熏灸，一般每处熏灸 5 分钟左右。

回旋灸，施灸者手持点燃的艾条，在施灸部位的上方约 3 厘米高度，根据病变部位的形状做速度适宜的上下左右往复移动或反复旋转熏灸，使局部 3 厘米范围内的皮肤温热而不灼痛。

温和灸和悬灸时，施灸者手持点燃的艾条，对准施灸部位，在距皮肤 3 厘米左右的高度进行固定熏灸，使施灸部位温热而不灼痛，一般每处需灸 10 分钟左右。温和灸时，在距离上要由远渐近，以患者自觉能够承受为度。

艾灸盒又叫温灸盒，是艾灸的首选器具。将一整根艾条插入灸孔后点燃，将艾灸盒放置在需要艾灸的部位，灸治 10 ～ 30 分钟，以皮肤潮红发热为度。

大椎穴的位置我们已经讲得很详细了。艾灸大椎穴选用温和灸法，将艾条一端点燃，找到大椎穴，用温和灸法灸治 10 ～ 15 分钟，以患者感觉温热舒适为宜。

Part 6

让孩子不挑食、不积食

所有孩子或多或少、或轻或重都出现过积食。这与生活水平提高以及喂养不当有很大的关系。很多家长把孩子带得比较“娇贵”，其中一个结果就是孩子挑食。积食和挑食是困扰家长的两大难题，这一章我们就一起了解一下积食、挑食及其应对方案。

1 轻松辨识孩子是不是积食了

关于积食的常识

所谓积食，就是指孩子吃了太多的某种食物，让脾胃的负担太重消化不了，多余的食物在孩子体内堆积起来了，例如有的孩子在有人过生日的时候吃了太多的蛋糕，也有些孩子就是纯粹爱吃某种东西，根本停不下来。很多人都养过金鱼，大部分人有把金鱼撑死的经历，因为金鱼对自己进食的控制能力很弱。小孩子也是这样，遇到爱吃的东西很可能不停地吃，这种情况下，如果家长也没有及时制止孩子暴饮暴食，那就很容易造成积食。积食以后，孩子的脾胃功能就会受到损伤，甚至进一步出现其他毛病。

积食分为两类：一种是有形的积食，一种是无形的积食。所谓“有形”“无形”，是根据孩子的脾胃里还有没有残留的多余食物区分的。吃撑了食物还残留在体内就是有形的积食；残留的食物不多或没有了，但是因此损伤了的脾胃功能还没有恢复就是无形的积食。有形的积食是积食的初级阶段，只有刚刚吃进去不久，才有可能有残余，胃里有多余的食物会引发身体的急症，如感冒发烧。不过大部分家长很难判断这种症状的根本原因是积食。无形的积食则要严重一些，因为它不像有形的积食那样只是“一次性事件”，它已经对孩子的身体造成了损伤，脾胃功能不好容易造成反复外感，如果调理不及时还会导致严重的营养吸收障碍。到了那个程度，一方面孩子体内吸收不了营养，另一方面孩子没有食欲，完全不想吃东西，睡也睡不安稳，比较小的孩子会经常哭闹，总是很烦躁。

积食的辨识方法

积食和其他的毛病不一样的地方就在于，它不会出现特别明显的症状。如果是有形积食引发的感冒发烧，或者无形的积食引发的食欲不佳、不停哭闹，很少会有家长联想到这其实是积食的症状。那么家长应该如何判断自己家的孩子是不是积食了呢？给大家介绍下面几招，可以轻松辨识孩子是否积食。

一、胃口的异常。这是最简单直接的辨别方式，因为积食本来就是吃太多东西，不管是胃里残留有过多的食物还是脾胃功能受到了损伤，都会影响孩子的胃口。不过有些家长可能会认为，只有孩子胃口不好，完全不想吃东西才是积食，其实不然。有些孩子积食以后反而特别能吃，这是什么原因呢？这往往是无形的积食了，也可以说不是堆积在了胃里，而是堆积在了脾里，脾胃运化功能受影响，身体感觉营养不够了，总是发出还需要多吃的信号，孩子就胃口很好，但这样的孩子往往并不健壮，反而比较瘦弱。

二、嘴里的异常。积食的孩子，如果残留的食物堆积在胃里，肯定会造成胃气不降，胃气不降但也不能无处可去，于是便上升到口腔之中，所以积食的孩子口中有异味，口气肯定不好。此外，积食的孩子舌苔还会变厚，有的孩子体质特殊，并不是整个舌苔变厚，只是舌头中间有一个圆形区域的舌苔变厚，像一枚硬币一样。

三、消化系统异常。很多人以为打嗝就是吃饱了的信号，其实不一定。打嗝也有可能是孩子积食的信号。打饱嗝又被称为嗳气，这是作为一种病症看待的。有形积食比较严重的孩子会由于胃部不适，直接造成呕吐，身体以一种强烈的方式把多余的食物排出体外。有些孩子积食以后大便味道异常，会有酸腐气，或者臭鸡蛋的味道。不过消化系统的异常并不是所有积食的孩子都会有的症状，也并不是以上现象都一定是积食引起的，但可以作为辅助的辨识方式帮助家长判断。

2 哪些食物容易导致孩子积食

很多食物都会引起积食

积食主要发生在婴幼儿当中，尤其是一岁至一岁半的小儿，他们还不具备自我控制的能力，只要见到自己喜欢吃的东西就会停不住口。现在的物质生活已经相当丰富了，孩子爱吃什么往往都能得到满足，但小孩子哪里知道要克制自己，要管住自己的小嘴呢？有的家长会问我，哪些食物会引起积食呢？这其实是一个很难回答的问题，事实上，任何一种食物吃太多都会引起积食，这主要看家长是不是有意识地注意这方面的问题，有没有在孩子吃太多的时候及时制止。

不过一般来说，三大产能营养素（碳水化合物、脂肪、蛋白质）含量较多的食物更容易引起积食。例如各种肉类里含有大量的蛋白质、脂肪，小孩子的消化吸收功能不是那么强，对于过多的蛋白质、脂肪就会“无福消受”；主食则含有大量的碳水化合物，虽然碳水化合物对于成人来说是比较好消化吸收的，但是对孩子来说则不是这样，吃多了也一样消化不了；很多含糖量较高的食物（饼干、蛋糕、冰淇淋等）对于孩子的消化系统来说也难以承受，最好少吃一点。

不易消化的食物

对于脾胃还很稚嫩的孩子来说，不容易消化的食物稍微多吃一些，就会让孩子的身体消化不了而堆积起来。但是这里所说的“不易消化”是相对孩子的年龄来说的。我们都知道婴幼儿应该从母乳逐渐过渡到奶粉、流食、半流食、易消化的固体食物，最后才能和成年人吃一样的食物。如果让应该喝母乳或者奶粉的孩子开始尝试流食，那他就很有可能出现积食，让本应该吃流食的孩子开始吃米饭或者面包，他肯定是很难消化的。

这实际上要求父母在孩子比较小的时候，逐渐改变孩子的饮食结构，这种改变必须有一个平稳的过渡期。所以，很多基本常识父母一定要有所了解，例如 3 个月以内的婴幼儿很难消化淀粉，2 岁以下的孩子只能接受菜泥，2 ~ 3 岁的孩子才有乳牙，可以加一点固体食物。

搭配不当的食物

我们都知道积食往往是某一种食物吃太多，导致食物堆积在孩子身体内，损伤孩子的脾胃功能，所谓搭配不当的食物主要是指父母提供的某种食物太多，而没有综合考虑营养的均衡，如果孩子比较小就表现出挑食，一定要及时纠正过来。但是有一种错误是很多父母都会犯的，那就是孩子尝试一种新的食物的时候。孩子越小，越应该注意这一点。孩子从出生以后，很多食物对他来说都是完全新鲜的，对这些食物都有第一次尝试的时候。在孩子慢慢长大的过程中，他肯定会尝到某些食物，觉得鲜美异常，例如海鲜，这时候他可能已经两三岁了，父母也觉得爱吃的话多吃点儿也不要紧了。但很多孩子吃多了海鲜有可能过敏，就算不过敏，吃太多造成积食的可能性也很大。

很多父母觉得所谓“食物搭配不当”是饮食结构上的问题，某一顿饭吃某种东西多，下一顿饭多吃点儿其他的营养还是均衡的，这对于大人来说可能是这样，不过对于孩子来说，这一顿吃多了就积食了，下一顿他可能就食欲不振了。

3 孩子积食了怎么办

所有孩子或多或少、或轻或重都出现过积食。这与生活水平提高以及喂养不当有很大的关系。家长们都害怕孩子缺乏营养，每天给孩子吃很多东西，结果孩子吃多了，超出了脾胃的消化能力范围，就造成了积食。

如果孩子积食了应该怎么办？下面给大家介绍几种治疗积食的药方和食疗方。

鸡内金散

材　　料：炒鸡内金 6 克，焦三仙 6 克

做　　法：将所有材料放入锅中，加入清水熬成药汤即可。

注意事项：焦三仙指的是焦麦芽、焦山楂、焦神曲。

山药扁豆山楂粥

材　　料：粳米 50 克，山楂 20 克，山药 50 克，白扁豆 50 克

做　　法：山药去皮切片，山楂去核切片，将所有材料洗净后放入锅中，加入清水煮成粥即可。

注意事项：此方三餐均可食用，帮助孩子消食化积。

焦三仙指的是焦麦芽、焦山楂、焦神曲，这三味药经常一起使用，它们都有良好的消积化滞作用。

焦麦芽是将麦芽炒至黄色后喷洒上清水，取出来晒干而成。焦麦芽是消食健

胃的良药，常常用于治疗淀粉类食物的消化不良问题。

焦山楂是将山楂切片后晒干，大火炒至外面焦褐色、里面黄褐色，喷洒少许清水，晒干制成的。焦山楂有很好的消食作用，可以用来治疗进食油腻食物过多而导致的积食问题。

神曲是用苍耳、杏仁、青蒿等药物与面粉混合后加工而成的。焦神曲就是将神曲炒至外表焦黑色喷水放凉制成的。焦神曲有“消导之最”的称号，可以治疗积食不消、胃部饱胀等症状。

鸡内金也是消食健胃的良药，《滇南本草》中记载，鸡内金可以“宽中健脾，消食磨胃，治小儿乳食结滞、肚大筋青、痞积疳积”。鸡内金是补胃的，具有消食健胃的功效，如果孩子吃东西没有节制，或是吃了很多生冷、油腻的食物，可以用鸡内金来调理，既能消食又能补益脾胃。

《本草纲目》概括了山药的五大功用——“益肾气，健脾胃，止泻痢，化痰涎，润皮毛”，《神农本草经》也将山药列为上品，认为山药“味甘性平，主伤中，补虚羸，除寒热邪气，补中，益气力，长肌肉，久服耳目聪明，轻身，不饥，延年”。

山药可治疗脾胃虚弱、泄泻、体倦、食少、虚汗等病症，自古以来就是强身健体的明星食材。

除了以上食疗法外，家长还可以帮助孩子按摩板门穴和中脘穴来治疗积食。

板门穴位于手掌大鱼际平面，在儿科里是一个特有的调理脾胃的穴位。通过揉捏板门穴能很好地改善孩子的肠胃蠕动，促进孩子的胃口，也能够促进孩子对营养物质的吸收。家长可以用拇指指腹轻揉孩子的板门穴 3 ~ 5 分钟。

中脘穴位于上腹部，胸骨下端和肚脐连接线中点，也就是肚脐向上 4 寸。按摩中脘穴有疏肝养胃、消食导滞、和胃健脾、降逆利水、祛眼袋、美容养颜、延缓衰老的作用，可用来缓解治疗胃痛、腹痛、腹胀、呕逆、纳呆、反胃、食不化、慢性胃炎、胃溃疡、黄疸、胃扩张等症状。家长用手掌揉孩子的中脘穴 3 ~ 5 分钟也能够起到健脾和胃、消除积食的功效。

4

积食引起发热怎么办

古人曾说过："若要小儿安，三分饥与寒。"但是很多家长认为孩子正是长身体的时候，要多吃一点东西，才能长得更快。孩子生病了，家长更是拿各种营养品给孩子进补，生怕孩子会营养不良。

我们都知道，脾胃是用来消化食物的，一旦摄入的食物超出脾胃的消化能力，孩子就会消化不良甚至形成积食。很多家长认为积食是小问题，不放在心上。其实，如果不想办法解决，积食也可能会引发高烧等后患。

这是因为，孩子的脾胃里面有积食，身体就会调动正气去消化这些多余的食物。守卫身体健康的正气力量被削弱了，风寒等邪气就更容易侵袭孩子的身体，发烧也就很常见了。

孩子积食发烧以后，要少吃东西。一是不给脾胃增加额外的负担，二是让孩子能够把已经堆积在胃里的食物消化掉。积食被消化了，气脉就通畅了，正气充足，孩子的病就会好得比较快。

山楂陈皮大麦汤

材　　料：山楂 8 克，大麦 8 克，陈皮 6 克

做　　法：将所有材料放入锅中，加入清水，大火烧开后再熬煮 20 分钟即可。

注意事项：1 岁以内的孩子每次用量为 10 ~ 30 毫升；1 ~ 2 岁每次用量为 50 毫升；2 ~ 3 岁每次用量为 50 ~ 100 毫升；3 岁以上每次用量为 100 毫升以上。每天服用 2 ~ 3 次，饭后半小时后服用。

5 少吃零食，给孩子的胃一点空间

2016年3月的一则新闻震惊了全国：合肥媒体曝出，一名6岁儿童因乱吃蛋糕、面包、糖果、薯片等零食，去医院化验被查出胃癌！这是多么可怕的一个事件，癌症新增患者年轻化早已不是新闻，不过刚刚6岁的孩子就患上了胃癌，他的人生还没有开始，或许他永远也无法开始正常的人生旅程了。那个孩子名叫童童，因为妈妈老来得子，宠爱有加，经常让人从国外带零食回来给孩子吃，孩子爱吃零食自然在一日三餐中没什么胃口。而零食中缺乏维生素，并隐藏着大量的盐，维生素的严重缺失容易引发肿瘤，盐分摄入过量则会降低胃中保护性黏液的黏度，导致多种胃病的发生。

孩子的身体正处在成长发育的阶段，身体里的所有“资源”都应该为他的成长发育这项“事业”服务，孩子的胃和胃里的消化液等正是这样的有限资源。如果一个孩子饮食规律而健康，那么他的胃就处在正常的工作状态中，上一顿的东西消化吸收以后，稍微休息一下就应该投入下一顿吃进来的东西的消化吸收中去。但是零食的介入打乱了这个有序的规律，胃不得不花费额外的“精力”和消化液用于零食的消化吸收。但实际上零食的消化吸收对于胃来说，“投入产出比”是很低的，因为零食不易消化，例如薯片，胃要“花很大的力气”才能清空孩子吃进去的薯片，但是薯片的营养价值很低，所以胃的“劳动”没有让身体得到应有的“报酬”。如果孩子总是吃零食而不吃正餐，那么胃肯定就被“累坏”了，就有可能出现童童那样的严重胃病。

所以，让孩子少吃零食，给孩子的胃多留一点空间，才有助于孩子茁壮成长。

6

跑跑跳跳祛积食

运动健脾胃

脾胃作为身体的消化吸收系统，需要我们精心的呵护。良好的饮食习惯是健脾养胃最主要的方式，规律的作息和运动则是很好的辅助保养方式。当今社会，不管是大人还是孩子都有很大的生活压力，由此也产生了很多健康问题，在这种生活状态下，脾胃总是最先受累的，脾胃受累又会让身体失去了抵抗其他问题的基础。所以，必要的运动锻炼对我们保养脾胃太重要了。

说到运动，很多人脑海里往往浮现出篮球、足球、跑步等运动项目，或者想起奥运会“更高、更快、更强”的体育精神。其实对于我们日常保养脾胃来说，运动也可以是很舒缓的，不那么充满了竞争和冲撞的，最为典型而又有效的健脾养胃运动就是饭后散步半小时。在逛逛公园、欣赏鸟语花香的过程中，就起到了锻炼的作用。

此外，给大家推荐慢跑、跳舒缓一点的舞蹈等运动方式，这些方式不太剧烈，能够促进胃肠道的蠕动，让肠胃通过自发的调节就能有效改善如积食等比较轻微的问题。如果是成年人，可以进行更复杂一点的运动，起到更好的保健作用，例如采用腹式呼吸法、散步的同时做一做提肛运动等，这些简单的动作真的要做熟练其实并不容易，需要大量的练习才有可能掌握。而一旦掌握了并长期坚持下来，就不仅仅是能够健脾养胃了，整个人的精神气质都会为之焕然一新，有出人意料的良好效果，大家在晨起、饭后等时间段不妨尝试一下。

跑跑跳跳祛积食

我们前面也说了，积食主要发生在幼儿阶段，这些孩子生性活泼好动，你很难让他有规律地慢跑、散步，你让他散步，他可能绕着你跑前跑后的，根本不会乖乖地慢慢走。所以很多家长感觉很是头疼。其实，凡事顺其自然，通常都不会有太差的结果。对于这样的小孩儿来说，既然他喜欢跑跑跳跳的，那就让他跑跑跳跳，只要在注意安全的前提下，也能有效祛除积食。

对于脾胃问题的改善，我们身体上有两个部位很关键，一个是脚趾，一个是小腿。按照中医经络穴位的理论，脾经起于大脚趾内侧端，胃经则在脚趾的第二趾和第三趾之间通过，这里还有内庭穴——一个对脾胃有辅助治疗作用的穴位。所以经常活动脚趾，脾胃自然就会舒畅。小腿上也有很多与脾胃相关的经络和穴位：小腿内侧有肾经、脾经、肝经相交汇的三阴交穴，小腿外侧有属于足三阳经的胃经、胆经，我们膝盖下三寸的外侧有能够健脾的足三里穴，这些经络和穴位如果能经常按摩、活动，对脾胃也有很好的保健作用。

所以我们说跑跑跳跳祛积食，就是因为孩子跑来跑去、跳来跳去，能够有效地锻炼到孩子的脚趾和小腿。不管是跑还是跳，小腿都必须频繁发力，每一次肌肉发力过程都是对以上穴位和经脉的一次按摩。相对而言，脚趾没那么容易锻炼到，但孩子在跳的过程中，脚趾要抓地发力，从而让脚趾也受到了锻炼。很多家长觉得孩子应该安静点儿，不应该疯玩疯闹的，但在又跑又跳的过程中，脾胃的经脉畅通了，积食还能堆积得起来吗?

有一名教育专家说了，中国人的教育有一个怪象：安静的孩子要让他去学跳舞、足球让他活泼一点，活泼的孩子又要让他去学弹琴、书法让他安静一点儿，为什么不让本来就安静的孩子去学弹琴、书法，让本来就活泼的孩子去学跳舞、足球呢？跑跑跳跳也是一样，孩子又跑又跳是一种发挥天性的方式，我们为什么要阻止他呢?

7 水果也能祛除积食

很多水果对于我们的身体而言有特别的效果，在这一小节里要推荐给大家的就是三种能够祛除积食的水果。它们都是比较常见的水果，但是对积食有针对性的效果，如果家里有孩子积食，不妨试试哦。水果或者酸酸甜甜，或者甘美多汁，相信绝大多数孩子都会喜欢的。养成爱吃水果的好习惯是受益终身的，可谓是一举两得。

木瓜

很多女性都爱吃木瓜或者木瓜制成的甜品，因为不知道从什么时候开始，“吃木瓜能丰胸”这个谣言就广泛传播开来，其实这是不可能的。木瓜作为一种水果，哪里来的蛋白质或者雌激素有丰胸的效果呢？木瓜真正的保健作用其实在于健脾消食、舒筋活络、化湿和胃。这是为什么呢？因为木瓜中有一种神奇的木瓜酵素，这是一种能够分解蛋白质的物质。蛋白质在体内要分解主要依赖胃蛋白酶，木瓜酵素也是一种蛋白酶。这意味着什么呢？如果一个人吃了许多大鱼大肉，形成了积食，那么木瓜酵素能够分解这些大鱼大肉中的蛋白质，帮助胃蛋白酶解决它解决不了的多余蛋白质，从而也就解决了积食的问题。所以，常吃木瓜对于爱吃肉的人来说，可以预防肥胖。

柑橘

橘子被很多人称为“水果之王”，它大概是我们吃得最多的一种水果了，味道酸甜可口，受到很多人的喜爱。橘子本身富含维生素 A、维生素 C 和 B 族维生素，还有钙、磷、钾等微量元素，对身体健康非常有益。橘子的保健功效在于开胃理气，这是橘子里所含的维生素 C 和多种有机酸的功效。这些物质能够促进新陈代谢，能够治疗脾胃气滞、胸腹闷胀。积食以后，脾胃的气血自然就不通畅了，柑橘疏通了脾胃之气，积食自然也就慢慢解决了。不光是橘子果肉有这样的效果，橘子皮也是一种常用的药物，就是我们所说的“陈皮”，具有健脾和胃的作用，能增加食欲，很多家庭炖汤的时候都喜欢加一点橘子皮。不过要提醒大家的是，橘子不能一次性吃太多，也不要空腹吃，否则过多的有机酸会刺激肠胃。本身脾胃虚寒、体质较弱者也不适合生吃橘子，如果喜欢可以蒸熟了吃。

山楂

山楂含有多种维生素、蛋白质和各种矿物质，有开胃消食的作用。长期食用山楂还能够增强胃部免疫力，减少胃癌发生的概率。山楂中富含的胡萝卜素、维生素可以减少自由基的生成，能够起到促消化的作用。山楂还能够促进消化液的分泌，如果我们饭后吃一点山楂，胃黏膜就会被山楂刺激而增加胃酸的分泌，胃肠蠕动加强，胃部的消化功能也被加强了。山楂对于食用过多肉类引起的积食有特别的作用，因为山楂含有解脂酶，这种酶能够促进脂肪类食物的消化。这类食物本身是不容易消化的，所以吃进去许多脂肪以后，吃一点儿山楂可以减轻胃部负担。不过我们通常吃山楂都不是生吃的，因为生山楂含有鞣酸，这种物质不容易消化，会在胃内和胃酸作用生成“胃石”，引起胃溃疡、胃穿孔等。空腹状态下也不要吃山楂，会引发胃痛、反酸。

8

推拿消积食

虽然中医里的穴位经脉理论受到很多人的质疑，中医本身确实也很难说明这套理论的“科学性”，但在临床上，它的确是有神奇的功效。小孩子的推拿比成年人的推拿往往有更好的效果，这是因为孩子的穴位经脉还很稚嫩，因为稚嫩，所以敏感，因为敏感，所以推拿以后往往效果不错。对于积食的孩子，有许多推拿手法可以帮助解决问题，下面就把这些推拿手法介绍给大家。不过在学习这些推拿手法的时候，家长身边最好准备一幅人体的穴位经脉分布图，因为绝大多数家长对某个穴位、某条经脉在哪里完全不清楚，所以看这些推拿手法的介绍肯定也是云里雾里的，看了也不知道怎么办。对照着穴位经脉分布图，这些动作都很简单，找准位置就不是问题了。

一、推六腑

六腑在中医上就是指胆、胃、大肠、小肠、三焦、膀胱六个脏器的合称，具有受纳，传化、排泄功能，生理特点是传化物而不藏，实而不能满（满了就容易生热）。积食就是一种满的状态，所以要推六腑，又被称为清热通腑。具体做法是在孩子左手小臂的后侧，自腕横纹至肘部成一直线的地方，用拇指或食、中两指的指腹自肘部向前推向腕部，直推300遍即可。

二、揉板门

板门穴位于手掌大鱼际处。家长用大拇指的指腹顺时针按摩孩子板门穴3～5分钟即可。如果孩子有积食，按摩板门穴（注意要稍微重一点）孩子会有酸麻的感觉，这是胃全息反应点。积食比较严重的孩子也可用指甲掐，揉三掐一。

三、清补脾

脾五行属土，所以又被称为脾土。在孩子的拇指偏桡侧指腹上，做顺时针旋推，每天 300 次就可以了。顺时针推的时候为补，名叫“补脾土”，如果是逆时针或离心直推的话，那就是“清脾土”了，都是推拿 3 分钟即可。清补脾对孩子的脾脏有很好的调理作用，但小孩子的脾脏太过娇嫩，所以多用补法，而很少用清法。只有在孩子积食、脾气暴躁的时候采用清法。

四、顺运（或逆运）内八卦

内八卦穴在手掌面上，以掌心（劳宫穴）为圆心，以圆心至中指根横纹内三分之二处为半径，画一个圆，八卦穴就在这个圆上，按照八卦分为八宫。家长顺时针或逆时针按摩这个圆 3 ~ 5 分钟即可。内八卦穴的按摩能够宽胸利膈、理气化痰、行滞消食，对孩子积食有很好的治疗作用。

五、清大肠经

大肠经是手三阳经之一，与手太阴肺经相表里，上接手太阴肺经于食指，下接足阳明胃经于鼻旁。经脉分布于食指、上肢外侧前、肩前、颈、颊、鼻，经筋分布于外部。家长按摩的时候只需要托住孩子的手，沿食指桡侧从食指根部推拿到食指末端商阳穴即可，如此反复 3 分钟。

六、揉足三里

足三里穴的位置前面已经介绍过，它是胃经上的一个主要穴位，每天揉足三里穴 5 分钟有健脾胃、促消化的作用。

七、摩腹

摩腹就是对腹部的按摩，由于是治疗积食，所以要按顺时针方向，使大便沿升结肠、横结肠、降结肠的方向运动，这也是通过通便的效果解决积食的问题。如果孩子比较大了，可以在按摩的同时加一点渗透力，采用揉腹的方式。每次按摩 5 分钟即可。

八、下推七节骨

七节骨位置在第四腰椎至尾椎骨末端，成一直线，非常容易找到。按摩手法用推法，具体做法是：让孩子平趴在床上，穴位部位全部暴露，先用 BB 油或凡士林涂抹在七节骨穴位上防止孩子皮肤被蹭破，用拇指或食、中二指指面稍稍用力推。自下向上叫上推七节骨，可以达到温阳固涩止泻的作用；自上往下就叫下推七节骨，可以达到泻热导滞通便的功效，每回推 100 ~ 300 次，一天推两回即可。

9

夏天怕热喝什么

夏日消暑，很多人首先想到冷饮、冰激凌，但这些东西太寒凉了，对于小孩子稚嫩的脾胃来说不适合。那么夏天孩子们喝什么好呢？其实可选的东西也有很多，下面为大家一一介绍，家长们可以根据孩子自身的营养状况、口味偏好、家庭成员的喜好等方面因素，综合考虑给孩子喝什么。

其实最佳的饮品永远是白开水，烧开后冷却 4 ~ 6 小时内的凉开水，无论对成人和小孩子都是理想的饮用水。不过如果是用自来水烧开的，最好先用净水器过滤一下，因为我国的自来水还达不到直饮水的标准。

还有个很不错的选择就是鲜榨果汁，鲜榨果汁营养丰富，最主要的还是味道超级棒，酸酸甜甜合适宝宝的口味。这和市场上卖的果汁大不相同，不含任何添加剂，而且榨汁的过程不会破坏水果中的营养成分，如果稀释后给孩子日常饮用还能补充大量的维生素和水分。不过鲜榨果汁只适合 6 个月以上的孩子，太小的孩子不能喝哦。

很多家庭爱炖汤喝，提到夏季消暑饮品，不能不提到绿豆汤。绿豆汤不仅可以消暑、清热解毒，而且含有蛋白质、脂肪、胡萝卜素、叶黄素以及丰富的矿物质，对孩子来说是极佳的消暑饮品。酸梅汤也是人们喜爱的一种饮品，乌梅有清热除烦、生津止渴的作用，冰镇的酸梅汤是消暑止渴的理想饮料，不过给年龄比较小的孩子喝还是常温的好。

最后还可以喝酸奶。酸奶的蛋白质更容易吸收，所以从营养方面来说无可挑剔。酸奶必须冷藏，更是夏季消暑的不错选择。酸奶只适合1岁以上的孩子饮用。

10 挑食的孩子脾胃更虚弱

脾虚的孩子易挑食

孩子如果有了脾虚的毛病，那么身体里的运化功能就减弱，这个时候，孩子的本能有两种倾向，一种是吃很多，一种是不爱吃东西，这一点我们前面提到过。但是当孩子吃进去一些东西以后，脾胃消化吸收起来却有一些障碍，这时候身体就有一个信号：“别吃这个了，我承受不了。”又或者孩子某一次吃东西的时候吃到了让他觉得特别美味的食物，这种口味上的偏好帮助他在感觉上克服了脾胃虚弱带来的食欲减退（实际上并没有任何区别）。不过无论如何，总有一种东西吃下去让孩子感觉到愉悦了。孟子说“食色，性也”，吃东西带给人的愉悦感受是永远不变的。

这种情况久而久之，孩子就会发现吃很多东西都没什么胃口，都不怎么好吃，只有吃那一种才行，那种食物是最好吃的，自己就爱吃那个，挑食就形成了。这就是脾胃虚弱造成挑食的过程。这个过程并没有结束，是一个恶性循环的过程。当孩子挑食以后，家长也一定很容易发现，然后很可能批评孩子挑食。人啊，最怕贴标签，小孩子更是如此。如果一个小孩子经常被人夸聪明，那么他也会倾向于表现得自己很聪明的样子；如果一个小孩子经常被人说内向，那么他在陌生的人面前、在陌生的场景下更倾向于沉默而非积极表达自己。当家长批评孩子挑食以后，如果没有正确的引导，孩子就会强化这种认知，认为自己确实是挑食的一个孩子。既然我就是这样的，我为什么要辛苦克制自己呢？从此以后，他每次吃东西就会想到自己是挑食的，自制力强的孩子就会避免专吃自己爱吃的东西，不过大多数孩子都会“放纵”自己，那就挑食吧！

所以，一旦脾胃虚弱这个过程中没有正确的调理，没有父母正确的引导，那孩子就不可避免地要发展出挑食的不良习惯来。

挑食的孩子更脾虚

很多家长把孩子带得比较“娇贵”，这其实是不好的，其中一个结果就是孩子挑食。当然了，脾胃虚弱和挑食之间很难绝对地说是哪个引起了哪个，二者之间是互为因果的。不过同等条件下，挑食的孩子肯定更加脾虚。这一点是很好理解的。因为脾胃本来有消化各种各样的食物的能力，能从中汲取全面的营养物质，孩子挑食以后，用进废退，某种类型的食物（例如蔬菜）孩子很难吃到一回。那么孩子的身体就得到一个信号：“脾胃的主要消化对象是那些蛋白质、脂肪含量、碳水化合物比较多的食物，对于蔬菜这种维生素比较多的食物不需要花太多力气去消化。”这样孩子的脾胃功能其实就有微弱的分化，变得更适合消化吸收孩子偏爱的那些食物。

长此以往，就会造成很严重的后果：营养不良。就算没到营养学上营养不良的程度，孩子身体的营养不均衡也是肯定的。这种不均衡的营养结构不能很好地帮助孩子生长发育，不能为孩子的茁壮成长提供良好的动力。脾胃的生长发育、消化系统的完善也都受到了影响，孩子自然就更加脾胃虚弱了。这又是一个恶性循环的过程。

瘦孩子和胖孩子的烦恼

我们前面提到过，脾胃虚弱的孩子很可能有两种结果：一种是小胖子，一种是小瘦子。瘦孩子和胖孩子各有各的困扰，各有各的问题。

瘦孩子的烦恼

很多家长对于自家孩子太瘦并不担心，总认为长大些就好了，随着孩子年龄增长，体重也会逐渐趋向正常，再不济，等孩子以后结婚生子了，自然就“发福”了。其实这样的家长是没有意识到瘦孩子其实有很大的问题，这些问题会给他现在甚至将来都造成不小的烦恼。

儿童时期太瘦，毫无疑问会影响身体和智力的发育。消瘦的孩子体内脂肪的摄入不足，脂肪并不是一种“坏东西”，相反它对人体而言相当重要。脂肪不足造成机体的营养匮乏，从而会使脑细胞严重受损，使孩子的记忆力和注意力得不到正常的发育，在压力变大的时候甚至会越来越差，严重影响孩子的智力发育。同时，太瘦的孩子和同龄的孩子在一起学习、生活时，小孩子不懂事，很可能会有人嘲笑他，给他起各种绰号，这容易造成心理落差，形成自卑感，影响孩子的心理健康。

有些家长关于孩子成长方面的知识掌握得相对多一些，知道孩子太瘦影响发育，内心其实很是着急，想尽各种办法给孩子补充营养，可是孩子就是不长肉，甚至连多吃几口都不情愿。其实单纯进补是一种错误的方式，太瘦的孩子往往脾胃功能不好，必须通过全面的调理，先改善脾胃功能，吃进去的营养才有可能被孩子的身体吸收。不过调理脾胃也要先找到脾胃虚弱的根源，到底是什么原因造成了孩子消化吸收功能不好，吃了不长肉，然后结合饮食调节、运动锻炼，经过长期的努力，一直很瘦的孩子才会逐渐长到正常体重。

胖孩子的烦恼

相对于瘦孩子来说，社会上对胖孩子的关注更多，这大概是由于胖孩子的烦恼比瘦孩子的烦恼更明显。其实，婴儿时期的肥胖就已经不好了，虽然大家还是喜欢“大胖儿子”“肉嘟嘟的孩子”，但肥胖的婴儿学会走路比正常婴儿晚，而且因为关节部位负重过多，容易磨损而导致关节疼痛。而这一点只是一个开始。

肥胖儿童的身体各个系统发育都会受到肥胖这个因素的影响。例如呼吸系统，肥胖儿童更容易患上呼吸道疾病，因为他们的脂肪堆积让胸廓的扩张受到限制，肺部的发育也很难达到正常水平，呼吸功能不够强，呼吸道的抵抗力也更弱。又例如免疫系统，肥胖儿童的免疫力明显比正常儿童低，他们的免疫细胞活性较低，所以更容易患上传染性疾病。再例如消化系统，肥胖儿童的消化系统也因为肥胖而不正常，脾胃虚弱，饮食过度，而且更容易患上消化系统疾病，统计表明，肥胖儿童的消化系统疾病患病率为 15%，明显高于正常儿童。

最重要的是，胖孩子的血糖、血脂都更高。过度肥胖的孩子一般都有高胰岛素血症，因为他们的身体消耗能量多，为了维持糖代谢的需要，身体必须分泌大量的胰岛素，导致胰岛分泌功能衰竭，引起糖尿病。血糖和血脂是相互关联的，肥胖儿童的血脂明显高于正常儿童，脂肪肝、高血压、冠心病、动脉粥样硬化等相关疾病的发病率都大大提升。

最后不得不提的是，肥胖儿童更容易性早熟和低智商。他们体内与性成熟相关的激素水平都明显更高（无论男孩女孩），肾上腺素等相关激素水平也更高，所以更容易出现性早熟。性早熟对孩子的心理状态有很大的危害，这有很多文章和书籍都论述过了。肥胖儿童的总体智商和动手能力都明显低于健康儿童，其活动、学习、交际等各方面的能力偏低，长此以往，对儿童的心理健康危害很大。

12

孩子不爱吃青菜，试试这些小妙招

人类由于过去几十万年忍饥挨饿的历史，产生了对甜食和肉食的本能喜爱，在当今社会已经不缺少甜食和肉食以后，这种本能依旧没有改变。所以人天生就是更爱吃肉不爱吃菜，蔬菜和水果相比也更爱吃水果，因为水果有甜味，而蔬菜没有。我们今天已经知道了蔬菜，尤其是绿叶蔬菜（下面姑且称之为“青菜”）对我们健康的重要性，可是孩子的行为更多是由天性控制的，而非理性，所以孩子不爱吃青菜是一个相当普遍的问题。面临这个问题，很多父母显得无计可施，其实有很多小妙招，可以让青菜更容易被孩子接受。

一、青菜做出新花样。一般的家庭中，青菜就是炒一炒，每一顿饭都是这样，青菜永远是那样的口感、那样的味道，孩子吃上几次就觉得还是不如肉类、蛋糕好吃，又怎么会主动吃很多呢？不过孩子天生就喜欢尝试新鲜事物，只要家长变着花样做青菜，孩子也是很乐意尝试的。例如可以将蔬菜做成蔬菜饼，或者蔬菜汁，家长一定要发挥自己的想象力，我们的目的是要给孩子吃青菜，而不是一定要吃“炒青菜”。

二、让孩子参与菜品制作过程。很多人都有这样的生活经验：自己做的饭菜总觉得还可以，就算不是特别美味，也是还可以接受。但事实上未必，可能其他人吃起来觉得很难吃。人都希望自己的劳动成果得到肯定，所以让孩子参与菜品制作的过程，既能锻炼他的动手能力，又能让他在餐桌上更乐意吃，岂不是一举两得？具体怎么参与要看孩子的情况，可以让他洗菜、带他一起去买菜等，孩子大一些了就可以教他切菜甚至是炒菜，这其中也有很多乐趣，也能培养孩子以后独立生活的能力，好处实在是太多了。

三、让孩子逐渐尝试某些蔬菜。很多孩子就是不爱吃某些蔬菜，例如芹菜。这时候父母不管是诱惑他还是强迫他，他都很难乖乖地吃下去，家长要多用鼓励的方式，循序渐进。任何事情都有一个适应的阶段，一开始孩子不吃，可以让他只吃一口，吃一口无论如何还是不难接受的。家长也要守信用，这次吃了一口就绝不再强迫他吃第二口，除非他自己愿意。下次可以让他尝试吃两三口，慢慢地，孩子就会觉得这个菜也没有那么难吃嘛，逐渐地就接受了这种蔬菜。这种方法百试不爽。

四、把蔬菜变成零食。其实在孩子非常小的时候，他的口味没有什么偏好，只是后来在成长过程中由于各种各样的经历，让他形成了喜欢和讨厌偏好。所以如果家里的孩子还很小的话，一定要“从娃娃抓起”，让他不对任何蔬菜反感。其中一个重要方式就是把蔬菜变成零食，很多蔬菜也的确可以作为零食吃的：黄瓜、胡萝卜、西红柿等切成条或丁，让孩子随时可以吃上这些“零食”。但这要孩子足够大了才行，太小的孩子会噎到的。

五、荤素搭配。有些家庭做饭喜欢素菜是素菜、肉菜是肉菜，两者分得很清楚。但如果孩子只爱吃肉不爱吃菜就糟了。这时候，把菜品荤素搭配地组合在一起就好多了，蔬菜也有肉类的香味，孩子吃起来也更可口，更容易接受，例如青椒肉丝、番茄牛腩等。这种方式还可以推广：例如孩子爱吃甜食，可以将奶油奶酪与蔬菜拌在一起，迎合孩子的口味，让他吃自己爱吃的东西的同时把蔬菜也一起吃了。

让孩子吃青菜的小妙招还有很多，但更重要的是要根据孩子的兴趣爱好和特点，由父母发挥自己的想象力，用孩子乐于接受的方式让他吃青菜。每个孩子都是不一样的幼苗，只有父母是最了解他的，根据他的特点喂养他，才能让他成长得更好。

13 如何抵御零食的诱惑

“零食”这个词在中国父母的眼里总是不太好的，一日三餐才是正确的，吃“零食”总被认为是“不务正业”和乱吃东西。但在现实生活中，又有很多父母对孩子吃某些“零食”并不介意。

其实在大家的观念中不好的那些“零食”特指的是那些垃圾食品，而在实际生活中父母默许可以吃的那些“零食”对孩子的身体确实有好处。其实“零食”本身是一个完全中性的词，它就是我们在非正餐时间吃的食物，吃得恰当了就是对正餐营养的一种补充，吃得不恰当则对孩子的健康成长没有任何好处。

很多孩子的嘴确实闲不住，过一会儿不吃东西就难受。如何让孩子抵御零食的诱惑呢？爱吃零食是孩子的天性，如果父母板着一张脸不让孩子吃，对孩子来说肯定不是好事情，所以这件事情也是“宜疏不宜堵”的。

那孩子嘴馋了想吃东西怎么办呢？就用那些对孩子健康有益的食物作为零食吧。新鲜水果是最佳的选择，坚果、奶制品也是不错的选择。

父母最需要提防的零食是膨化食品等口味很重但没什么营养的东西，那些东西除了把孩子的口味养得很刁之外，没有其他任何好处。

但是新鲜水果有益健康大家都很清楚，坚果含有大量高质量的蛋白质和不饱和脂肪酸，对孩子成长发育也很有好处，还能补充多种微量元素，奶制品则能够让孩子长得更高更壮。

所以零食的诱惑不一定要用“排斥”的方式抵御，而要用正确的方式对待，让孩子吃零食好了，不过家长一定要让孩子吃正确的零食。

14

进餐原则：定时、定量、专心

定时定量的进餐好习惯

对于小孩子来说，最重要的事情莫过于养成良好的习惯。习惯决定性格，性格决定命运。好的习惯一旦养成，那些原本需要很大意志力和自律能力才能做到的事情就变得自然而然了。而好的习惯包括方方面面，良好的进餐习惯对于小孩子来说就是其中之一，这是保证他做事有规律、保障他健康成长的重要习惯。讲到进餐的习惯，首先必须谈一谈定时、定量这两个原则。合理的膳食制度可防止过饥或过饱，使肠胃保持正常功能，促进营养素的吸收利用，定时定量就餐就是这种膳食制度的重要内容。

一、定时进餐。我们为什么要在规定的时间吃东西呢？这是因为我们的身体来自于大自然，而大自然是非常有规律的，我们的身体系统也是如此。我们的肠胃具有储存、物理性消化和化学性消化这三种功能，食物被我们吃进去以后，无论是在胃里还是在肠道，都会有一段时间用于消化。如果还没有消化完就有新的食物进入，那么肠胃的负担就会太重，对于小孩来说容易造成积食；如果消化完了很久都没有新的食物进入，那么肠胃就在“空转”，会对自身造成“磨损”。以上两种情况都会让我们的脾胃出现大问题。科学的建议是，两餐之间最好间隔4～5个小时，所以我们早上8点左右吃早餐，中午12点左右吃午餐，晚上5点左右吃晚餐，晚上10点之前入睡（再晚就又该吃东西填补空虚的肠胃了）。就是这种朴素的饮食时间表，恰恰蕴含了相当科学的健康准则。

二、定量进餐。有的人可能难以理解："吃东西为什么要定量呢？我饿得厉害当然应该多吃点，不太饿就应该少吃点。"其实这是对食物的消化过程理解得不够深，食物消化是个复杂的生化过程，需要在胃肠中利用大量消化液的作用才能完成。而这些消化液的分泌是根据人体自身的节律进行的，到了那个时间就分泌那么多。例如胃液中的胃蛋白酶和胃酸，小肠中的胰液、胆汁和小肠液。如果一个人定时定量地吃东西，那么消化液的分泌就很有规律，也会定时定量；如果一个人一顿饥一顿饱的，那么身体里分泌这些消化液的器官就会"晕头转向"，因为一会儿需要多分泌一点，一会儿需要少分泌一点，这种紊乱会让消化系统受到损伤。

让孩子专心进餐

孩子就餐的时候，定时、定量这两个原则很多家长都会注意到，但是专心这个原则很多家长则没有特意培养。其实这是很重要的一个方面，有些孩子吃饭的时候爱看电视，或者边吃边玩儿，一顿饭恨不得能吃上一两个小时。这对孩子的身体很不好，有的时候甚至很危险。孩子不能专心吃饭，注意力都在其他地方，时间一长，饭菜就凉了，饭菜凉了以后父母一催，又赶紧扒拉几口，大口吞咽，这样吃饭很容易让脾胃受损，孩子少不了要经常肚子疼。

此外，我身边还有一个真实的案例说明不能专心吃饭其实有危险。朋友家的孩子才三四岁，吃饭的时候一边玩一边看电视，想起来了就吃几口饭。有一次他玩的玩具包括不少小的塑料颗粒，结果有一个小颗粒一不注意掉到饭碗了，父母也没注意，孩子一边盯着电视一边扒饭，就把这个小颗粒吃进去了，结果不一会儿胃就疼了起来，不管采取什么措施都不管用，最后还是送到医院才查明了原因并取了出来。

还有些孩子不能专心吃饭则要怪到父母的头上。有些父母由于工作繁忙，陪伴孩子的时候本来就少，饭桌上原本是难得的温情时刻，但有些父母忍不住就在饭桌上批评教育孩子，这会大大影响孩子的吃饭情绪，不仅会让他形成心理阴影，而且对消化吸收有很大的影响。长此以往，身心健康都会受到损害。

15

一日三餐，如何搭配才科学

一日三餐的营养构成

其实脱离了每个具体的孩子来谈孩子一日三餐应该吃什么是不负责任的，因为每个人的情况不一样，虽然有一些通用的准则，但是具体实施起来差别很大。考虑到读者群体，我在这里不妨以三年级的孩子为例，谈谈一日三餐如何搭配才科学。对于三年级的孩子，正处在生长发育期，父母在饮食安排上首先要注意的就是营养的充足和均衡。一日三餐吃什么固然重要，但一个更科学的方案应该包含了理性的计算，我们不妨从孩子所需要的营养物质入手，先看看孩子在一天之中应该吃多少种营养物质，以及各需多少量才能满足生长发育的需要。

我们都知道，人体所必需的营养素有蛋白质、脂类、糖类、维生素、水和无机盐（矿物质）和膳食纤维（纤维素）7 类。另外，还包含许多非必需营养素。非必需营养素暂且不讨论，水也不是主要通过一日三餐解决的，所以我们的饮食方案实际上应该包括 6 大类的营养素。从理论上讲，根据孩子身体所需配制合适比例的营养液给孩子，也能满足他生长发育的需求，但我们还需要考虑中国家庭的饮食习惯。

综合以上因素，一个三年级孩子一天之中应该摄入这样的营养构成：谷类食物（也就是我们说的主食）每天要吃 250 克左右；蔬菜至少要吃 400 克，其中还必须有一半是绿叶蔬菜；水果 250 克左右；300 毫升左右的鲜牛奶；豆类 80 克或者相当量的豆制品；禽类、畜类食物每天50克左右；海鲜类食物每天60克左右；坚果类食物每天30克以内；一个鸡蛋。除此之外，父母还要注意油盐的控制，食用油控制在每日20克左右，食用盐控制在4克以下。

这个方案很多人一看就觉得很难执行，因为没有哪个家庭天天吃海鲜，一次还只吃这么一点。的确是这样的，这只是个平均数，也就是说，你们家可以一周吃两次鱼、虾等海鲜，但分摊到这一周里，平均每天孩子大约摄入了60克。所以，如果要严格遵守营养学上的饮食方案，最好的方式就是为家庭制定好以星期为单位的食谱，每周循环，可以根据不同季节制定几套。这样虽然麻烦一点，但为了孩子和其他家人的健康，也是值得的。

一日三餐的具体搭配

那么具体到早餐、午餐、晚餐，孩子又该怎么吃呢？

早餐：营养构成中的一个鸡蛋最好在早餐提供，这可以给孩子提供足够的蛋白质，让他上午精力充沛；谷物类食品（面包、燕麦片或粥等）是必需的；牛奶也应该在早上提供一些，这让孩子有充足的能量供应；蔬菜和水果也是不可忽视的，其中的维生素、纤维素在任何一餐中都是不可缺少的。

午餐：谷物类食品则成为午餐的主角；肉类食品如果缺席的话，孩子肯定要闹起来了；蔬菜水果同样是必需的；喝的东西可以是汤类或者果汁、牛奶等其他饮品，单纯的水也可以。不过现在的孩子午餐往往都在幼儿园或者学校吃，学校的配餐一般都是经过营养师搭配的，应该会比较科学。家长一定要关注孩子中午在学校吃了什么，这样才能根据中午的一餐，确定晚餐的食物搭配。

晚餐：谷物类食品仍然是主角，不过晚餐可以提供一些粗粮，因为学校可能不会提供这样的食物，都是精米精面制品。晚餐中至少三分之一应该是蔬菜水果，这对于很多孩子来说可能难以接受：在学校不能痛快吃肉，回家了正想大快朵颐呢！另外，别忘了补充蛋白质，最好是低脂蛋白，例如鸡肉、鱼肉等。

如果家里吃晚饭的时间比较晚，那么孩子下午4点左右肯定要填一下肚子，家长不要忘了把那个时候的食物摄入也计算在内哦。

Part 7

成就孩子更“高”的未来

要想孩子长得高，后天的努力要比先天的遗传更重要。抓住孩子长个子的黄金时期，制定合理的食谱和运动方案，帮助孩子调理好脾胃，孩子就能更好地吸收营养、刺激骨骼的生长，长得更高。

1

要增高，后天努力比先天遗传更重要

很多个子不高的父母很关心孩子到底能不能长高，害怕由于自己的“基因不好”，连累了孩子，让孩子也长不高。还有一些父母通过广泛流传的“身高”计算公式，提前计算出孩子未来的身高，从而觉得这都是先天遗传决定的，后天实在无能为力了。

其实，要想孩子长得高，后天的努力要比先天的遗传更重要。生物专家告诉我们，物种的某种性状（例如身高）是由基因和环境共同决定的，父母的基因组合在一定程度上决定了孩子的身高。但是这并不意味着父母都不高，孩子也必然长不高。因为父母可能携带有高个子基因，但是因为他们的成长环境，让这种高个子基因没有表达出来。

所以，我们很难说在遗传上这个孩子能不能长高，唯一把握在父母手里的，就是孩子的后天成长环境。什么样的成长环境能够让孩子尽可能长高？这是我们已经研究得相当清楚的。

首先是营养要跟上。没有足够的营养供给就谈不上充分的生长发育。而与身高密切相关的营养素包括维生素D、钙和磷。碘和锌不足，也会造成孩子个子矮小。

其次则是睡眠。目前，普遍认为人类长个子主要是在睡眠中完成的，因为白天身体有各种各样的活动，只有睡觉时，身体的其他活动都停止了，血液、养分等各种资源才能被充分应用到生长发育上。

最后就是运动。适量的运动能够让身体舒展开来，得到应有的锻炼。现在的孩子学习压力大，每天要花大量的时间坐在桌子前，这其实是很不利于他长高的，所以要让孩子多活动活动。

2 抓住孩子长个子的黄金时期

诗人柳青说过：“人生的道路虽然漫长，但紧要处常常只有几步，特别是当人年轻的时候。”对于孩子长个子这件事情来说也是这样，在孩子的身体完全定型之前，全部都是生长发育期，但是真正长个子则有三个黄金时期，这三个时间段对于孩子长个子来说就是“紧要处”的那几步，抓住了黄金期，孩子才能发挥出自己应有的水平，甚至长得更高。

第一个黄金期是 4 ~ 6 岁的时候。这段时期是人体骨骼发育的预备期，及时补充足够多钙元素对以后的身高发育来说至关重要。但这段时期又是孩子比较淘气比较难管的时期，所以这个年龄段的孩子往往有偏食、挑食等毛病，钙元素的摄入量很可能严重不足。家长一定要想办法让孩子在这段时期内每天摄入 800 毫克的钙才行。

第二个黄金期是 10 ~ 16 岁。这段时间是人体的发育期，所谓“蹿个儿”的时期就是在这段时间，很多孩子放个暑假再回学校就长高了不少。这段时期对钙元素的需求量猛增，如果不能充分满足孩子的钙元素需求，那么就很难让孩子发挥出自己的身高基因。有研究表明，这段时期每多吸收 3 万毫克钙，身高就能多长 1 厘米，所以这段时间的钙元素补充应多多益善。

第三个黄金期是青春期，男孩 17 ~ 25 岁，女孩 16 ~ 23 岁。不管此前孩子身高发育怎么样，这段时间是长高的最后冲刺阶段，也可以说是长个子最后的机会了。理论上，这段时间每年孩子还有可能长高 2 ~ 3 厘米，所以补充足够的钙元素能够让他们的身高“更上一层楼”。

3

脾虚的孩子长不高

脾胃是人体的“后天之本”，人体通过脾胃消化、运输来自饮食的营养物质来供养机体，所以可以毫不夸张地说，人体的生长发育、维持生命的一切营养物质，都要靠脾胃从饮食中转化。

儿童的身体器官发育还很不健全，脾胃的运化功能有限，孩子又容易受各种各样的外界因素侵袭，所以脾胃很容易虚弱。一旦脾胃虚弱了，孩子就不能很好地吸收营养物质，不能将营养物质转化为身高。更有一些孩子，因为脾胃虚弱了，根本就没有胃口，不爱吃饭，天天吃得少，又怎么可能长高呢？所以我们说，只要是脾虚的孩子，基本上都长不高，至少长不到他应该长得那么高。

我们说，孩子要长高，后天的努力比先天的遗传更重要，而在所有的后天努力当中，“营养”这个要素是最重要的。对于脾胃虚弱的孩子来说，这个要素他们就不能很好地掌控了，无论父母提供多么好的饮食条件，也不管孩子的睡眠是不是充足、有没有足够的锻炼，都不可能让孩子长高。正因为一切问题的关键在于孩子的身体与营养物质之间存在着脾胃虚弱这层“隔阂”，所以要想让孩子长高的前提就是要先调理好孩子的脾胃。只有孩子的脾胃运化功能正常了，再给孩子补充钙元素和其他营养物质，他的身体才能吸收，他才能够“蹭蹭蹭”地长高。

如果因脾虚而导致个子矮，家长也不用过于担心，因为脾虚的调理有多种途径，“多措并举”则能够起到更好的效果。只要父母愿意花心思在孩子的脾胃调理上，总能够让孩子的脾胃状况慢慢改善的，之后再配合科学的饮食和运动方案，让孩子拥有充足的睡眠，避免过度用脑，那么孩子的身高就不是问题了。

4 推脾经，让孩子长得更高

足太阴脾经是阴经，它跟脏腑的联系最为紧密，尤其是脾、胃和心，这条经脉始于大趾末端，后从胃部分出支脉，通过膈肌，流注心中，接手少阴心经，主要循行在胸腹部及下肢内侧。脾经上的经穴分布在足大趾、内踝、下肢内侧、腹胸部第三侧线，起于隐白穴，止于大包穴，左右各21穴，一共42个穴位。

很多人把推脾经误认为是清补脾，这其实是不正确的，清补脾的主要作用是调节脾胃运化功能，正如我们前面讲积食的时候谈到的那样。而脾经是人体十二经之一，是一条大经脉，推脾经的作用更多，其中一个就是能够让孩子长得更高。这是什么原因呢？因为脾经和脾、胃、心都有密切的联系，恰当的推脾经能够让这些脏腑的气血更通畅，功能更强大。孩子要长高可不是简简单单在孩子的大拇指上推拿一下就能解决的，只有推脾经才能做到。脾经很长，所以不可能一推到底，推脾经的时候，可以分段，至少应分为胸腹段、下肢段两个部分。

推经是为了让经络更通畅，气血流通更顺利，与之相关的脏腑更活跃。推脾经，孩子的心脏功能更强大，脾胃运化能力也能得到提高，孩子就能够更充分地吸收饮食中的营养物质，从而让生长发育过程有了充足的“后勤保障”。孩子要长高，最重要的经络就是脾经。另外在孩子7岁以下还可以尝试捏脊，这也是一种能够改善多个脏器功能的推拿手法。孩子7岁以后捏脊的作用就比较小了，这时候一定要让孩子加强体育锻炼才行。

5 助孩子步步高升的食谱

几种帮助孩子长高的食物

一、牛奶。提到帮助孩子长高的食物，人们首先想到的就是牛奶，甚至人们认为中国人没有欧美人长得高就是因为中国人以前不喝牛奶造成的。牛奶中的确富含钙元素，这是骨骼生长的关键营养物质。在孩子增高的第二黄金期，是钙元素需求量最大的时候，孩子一天要喝3杯牛奶才能够满足钙的需求量。但有些孩子对牛奶的消化不强，喝了以后肠胃不适，也有些孩子不喜欢牛奶的味道，可以用酸奶、奶酪等替代。

二、鸡蛋。世界上恐怕没有另外一种食物有鸡蛋这么高的性价比，它廉价易获取，但富含蛋白质，烹饪方法丰富，也很容易做得很好吃，所以孩子是很容易接受鸡蛋的。这种高蛋白质食物对于生长发育期的孩子来说是必不可少的。有很多人担心蛋黄的胆固醇问题，这种担心不无道理，所以孩子可以每天吃一个蛋黄和好几个蛋清，煮鸡蛋很容易分离蛋黄和蛋清。

三、沙丁鱼。对于中国人来说，沙丁鱼是一种并不常见的食物，很多人可能从来没有吃过沙丁鱼。但如今物质生活已经相当丰富了，想吃沙丁鱼也并不是什么难事。沙丁鱼的最大优点就是富含蛋白质和钙这两种对于长高都很重要的关键营养物质，是难得的“天然增高食品“，可以让孩子更高效率地长高。不过，如果家里以前不吃沙丁鱼，可能就要辛苦一下妈妈学习怎样能把沙丁鱼做得更美味了。

四、胡萝卜。胡萝卜对于很多孩子来说并不算好吃，甚至有的孩子不喜欢胡萝卜那种特殊的味道。但大家都知道胡萝卜是一种营养丰富的蔬菜，也有人将胡萝卜当成一种水果，它富含维生素A，这是一种对成长发育非常重要的维生素，能帮助蛋白质的合成。胡萝卜和牛肉等食材炖在一起是一种不错的选择，也可以榨胡萝卜汁给孩子喝，还可以把胡萝卜切成丁，和其他食材混合在一起或者炒饭，这样能让胡萝卜更容易被孩子接受。

五、黑大豆或花生。大豆和花生都是富含蛋白质的常见食材。大豆有很多种类，黑大豆是豆类中蛋白质含量最高的。此外还富含有蛋白质、维生素、微量元素等多种营养成分，同时又具有多种生物活性物质，如黑豆色素、黑豆多糖和异黄酮等。花生更是营养丰富，含有蛋白质、脂肪、糖类、维生素A、维生素B_6、维生素E、维生素K，以及矿物质钙、磷、铁等营养成分，含有8种人体所需的氨基酸及不饱和脂肪酸，还含卵磷脂、胆碱、胡萝卜素、粗纤维等物质。以上两种食材所富含的这些物质对于想长高的孩子来说简直太重要了。

六、橘子等水果。橘子等水果是一种怎样的水果呢？我们这里想说的是一种含有大量维生素C的水果，除了橘子，还包括草莓、菠萝、葡萄、猕猴桃等。维生素C是一种对长高很重要的物质，可以帮助钙的吸收，当然它还有很多其他的功效。这些水果更大的优点在于，几乎没有小孩儿不喜欢吃，口感好，味道好。

帮助孩子长高的食谱

帮助孩子长高的关键是要补充钙和蛋白质，真要让哪个孩子一天喝两三杯牛奶，恐怕孩子都要抗议了，所以还需要一些菜肴来补充钙元素。富含钙和蛋白质的食物很多，有的菜肴还适合很小的宝宝吃，还有些菜肴制作非常简单，甚至就是家常菜品。姑且举几个例子。

一、番茄黄豆焖排骨。番茄黄豆焖排骨的做法比较复杂一点，但美味且营养丰富。先将黄豆洗净泡4小时以上；排骨切小段洗净用蚝油、胡椒粉、生抽、料酒拌匀腌制4小时以上。开始做的时候，用平底锅放少许油，把腌好的排骨捞出，在锅内煎至两面泛黄。番茄洗净去皮切块，泡好的黄豆捞出，把煎好的排骨和一半番茄、全部黄豆、八角放汤锅内，加开水没过食材，把腌制排骨的汤汁一并倒入锅内，大火烧开，小火慢炖1小时。1个小时后放入剩下的番茄和盐，继续小火炖半小时。炖好后，转大火收一下汁儿即可。

二、虾皮碎菜蛋羹。这道菜需要虾皮5克、小白菜50克、鸡蛋1个，制作起来很简单。具体制作方法是：先用温水把虾皮洗净泡软，将小白菜洗净略烫一下，这两种食材都要切得极碎。之后将虾皮、菜末与打散的鸡蛋相混匀，加少量水，加少许调味品，上锅蒸，或以微波加热3～5分钟。虾皮能够补充大量的钙和磷，小白菜里经氽烫后可以去除部分草酸和植酸，更有利于钙质的吸收，鸡蛋则补充蛋白质，是一道营养丰富的羹汤，而且适合很小的孩子吃。

三、肉丝豆干。这可能是大多数家庭里都做过的菜肴，需要豆腐干6块，瘦肉丝100克，配上高汤、植物油等各种各样的调味品即可。具体做法是：先将豆腐干洗净后切成丝，用开水烫一些下，沥去水分，海米用开水泡发，韭菜切段，瘦肉丝加料酒、食盐、淀粉拌匀。食材准备好后就可以开始炒了，锅内倒入植物油烧至五成热，下入瘦肉丝炒熟出锅。锅留底油，将姜末、葱末下锅炒出香味，加入高汤、豆腐干丝、韭菜段、肉丝、海米炒匀，调入食盐、白砂糖、味精炒匀，淋上香油即可。这道菜能补充大量蛋白质，而且豆腐蛋白是完全蛋白，含有人体必需的8种氨基酸，更难得的是其比例合适，与人体所需相近。

能帮助孩子长高的菜肴数不胜数，要逐一列举根本不可能，这里只以三种菜肴为例，既包括家常菜又包括不常见的菜肴，既包括简单菜肴又包括复杂菜肴。大家可以从中得到这样的规律：可以将孩子所需的各种营养物质通过食材的组合汇聚在一道菜肴里，这正是中华饮食文化的博大精深之处。

6

科学运动，轻松长高

运动长高的原理

要谈运动长高，那么不得不谈一谈运动长高的原理，做到“知其然而且知其所以然”才行，原理弄清楚了，自己就可以开发许多运动方式帮助长高。我们都知道人体长高是骨骼生长发育的结果，我们也知道，人身上这么多骨骼，它们在长高方面所起的作用肯定大不相同。运动学方面的研究结论是长高主要是下肢骨骼的生长，而脊椎骨这类骨骼，基本不可能通过锻炼长得更长（拉大脊椎骨之间的间隙倒是有可能，不过那样很困难而且对身体未必好）。所以，要通过科学的运动长高，主要精力是要想办法让下肢骨骼长得更长。

下肢骨骼的生长主要是股骨和胫骨的生长板生长。生长板位于骨头两端，受到脑下垂体分泌的生长激素刺激，会不断增生软骨，新生的软骨经钙化后形成硬骨，骨头因而变长、变宽。通过股骨和胫骨两端的生长板逐渐发育增生，人就长高了。所以，运动一定要刺激股骨和胫骨的生长板，或者增强生长激素的分泌，让生长板增生的软骨越来越多，人也就不停地长高长高。所谓停止生长、骨骺线闭合，就是说骨头两端的生长板不再增生了，再也长不出新的软骨了，人的生长就停止了。

其实通过饮食摄入足够的营养和通过锻炼促进长高这两方面是相互的，运动过程会加大身体的消耗，让食物中的营养成分更容易被身体吸收；而运动之后，孩子会更容易觉得饿，更容易胃口大开，从而能够吃得更多，摄入更多营养。两方面相辅相成，共同促进孩子的身高增长。

体育锻炼的主要作用是促进身体的新陈代谢，加快血液循环，促进生长激素分泌，加速骨骼中矿物质的代谢，刺激骨骼的生长。而且必须强调的是户外运动比室内运动效果更好，一方面户外的空气质量往往更好（有雾霾的天气除外），更重要的是阳光对于生长也是一种重要的因素，阳光能促进维生素 D 的合成和钙的吸收利用，所以户外运动更有利于孩子长高。

科学的儿童运动方案

对于儿童来说，运动的首要原则是安全。儿童的肌肉系统十分娇嫩，骨骼也比较柔软，所以很多对青少年和成年人来说正常的运动可能对儿童来说充满了危险性。有些运动强度太大并不适合儿童，例如引体向上。还有些运动对身高等条件都有要求，例如篮球、排球，儿童根本无法进行，所以也不适合儿童。

最合适儿童的运动莫过于游泳。其实孩子在母体中的时候，就是浸泡在羊水里的，所以刚出生的孩子对于水并不排斥，学游泳也很快。但是到了两三岁的时候，家长们往往会认为孩子太小不能游泳，所以导致孩子后来反而不会游泳了。不过考虑到安全问题，孩子最好 6 岁之后再去游泳，因为现在游泳池人员混杂，太小的孩子不安全。当然，有条件的话，可以让孩子去婴幼儿游泳馆，那里有专门的看护条件，父母也在一旁看着，可以放心地让孩子去游泳。游泳是一种综合性运动，儿童透过游泳可以练习控制身体的能力，同时也可以促进多种神经反射的发育。

其次，儿童可以学习舞蹈。舞蹈中的很多伸展动作对于孩子的生长发育有很大的好处。不过孩子并不适合街舞等过于剧烈的舞蹈，更适合民族舞、拉丁舞和芭蕾舞等舒缓一些的舞蹈。学习舞蹈还能锻炼孩子的平衡协调能力、肢体控制能力和理解能力，能提高孩子的审美修养，是一件一举多得的事情。

最后就是推荐孩子骑自行车。骑自行车是一种很好地锻炼下肢、胳膊、腰腹能力的运动。有些家长可能觉得骑自行车太危险了，其实只要给孩子戴好头盔、护膝等防护用品，骑车是问题不大的。另外一定不要让孩子在马路上骑车，马路上路况复杂，孩子难以应对，最好是在公园、小区和广场等开阔而又没有机动车的地方。

科学的青少年运动方案

青少年可选的运动方案实在太多了，因为这个时期他们的身体已经发育得比较成熟了，可以适应强度更大、难度更高的运动。不过要起到促进长高的作用，还是建议以下运动。

首先是单杠悬垂：两手握杠，做静止悬垂（每次 20 ~ 30 秒）。引体向上时呼气，身体慢慢下降时吸气，下降时要左右摆动身体，同时扭曲身体。男生每天可做 12 ~ 15 次，女生可做 2 ~ 5 次。悬垂后，一定要走动走动使肌肉放松。

其次推荐跳跃运动。不管是跳高还是跳远，都能够让腿部受到很好的锻炼。单纯跳高可能太枯燥了，可以让孩子跳起来摸某些东西，例如高处的树枝、篮板、天花板或在墙上划标志线，双脚跳起、单脚跳起轮流做效果会更好。另外，还有一些运动与跳高跳远密切相关，例如篮球、排球，都是不错的选择。

最后要谈的就是有些运动既适合青少年，也适合儿童，孩子可以根据自己的喜好进行选择。例如跑步，跑步是一种相对安全、可控的锻炼方式，可以以慢跑为主，让身体做有氧运动，坚持跑步对健康、长高都有很大的好处。游泳也很适合青少年。跳绳是一种综合性很强的运动，能锻炼到全身几乎所有的部位，也是一种对青少年和儿童都合适的运动。

Part 8

传递正能量，成长不烦恼

一个孩子要真正健康成长，心理健康是不可或缺的组成部分。中医认为，适度的七情，是人类正常的心理活动；反之，七情失度，就会引生疾病，需要治疗。所以，要想让自己家的孩子不生病，除了要注意让孩子吃饱穿暖以外，更要注意保障他的心理健康。一旦孩子心理不健康了，身体健康也很难保障。

1

想要孩子不生病，一定要注意心理健康

健康的观念

过去人们认为，一个人只要身体不生病就是健康，但按现代医学的观点来说，一个人是否健康，要从生理和心理两个方面来衡量。联合国世界卫生组织给出的“健康”的定义是：“健康不仅是没有病和不虚弱，而且是身体、心理、社会功能三方面的完满状态。”后来又有一个进一步阐发：“在躯体健康、心理健康、社会适应良好和道德健康四个方面皆健全。”所以一个孩子要真正健康成长，心理健康是不可或缺的组成部分。

那么什么是心理健康呢？概括地说就是指精神活动正常、心理素质好，一般与遗传（基因）相关。心理健康的人既能过着平平淡淡的日子，也能经受各种事件的发生。心理健康突出在社交、生产、生活上能与其他人保持较好的沟通或配合。心理学家对儿童的心理健康制定了这样的标准：

一、智力发育正常。“正常”意味着个体智力发展水平与实际年龄相称。

二、稳定的情绪。心理健康的孩子在乐观、满意等积极情绪体验方面占优势。悲哀、困惑、失败、挫折等消极情绪即便出现，也不会持续长久。他们还能够适当表达和控制自己的情绪，使之相对稳定。

三、能正确认识自己。对自己有充分了解，清楚自己存在的价值，对自己感到满意，并且努力使自己变得更加完善。

四、有良好的人际关系。心理健康的儿童懂得尊重他人，理解他人，善于学习他人的长处补己之短，并能用友善、宽容的态度与别人相处。与人相处能做到真诚坦率，容易得到别人的信任，建立起融洽的人际关系，在集体中比较受欢迎。

五、稳定、协调的个性。这要求孩子对自己有正确的认识，并能对自己进行客观的评价，能对自己的个性倾向性和个性心理特征进行有效的控制和调节。

六、热爱生活。心理健康的儿童热爱生活，能深切感受生活的美好和生活中的乐趣，积极憧憬美好的未来。

心理不健康容易生病

对于心理不健康容易引发疾病，这无论是在中医还是西医理论中都有明确的阐释。

中医里说："心主神明，肝主情志。"神明就是指人的精神；情志就是指人的情绪。中医将情志分为七种，即喜、怒、忧、思、悲、恐、惊，故又称为"七情"。中医认为，适度的七情，是人类正常的心理活动；反之，七情失度，就会引生疾病，需要治疗。喜，在五行属火，在五脏属心；怒，在五行属木，在五脏属肝；忧、悲，在五行属金，在五脏属肺；思，在五行属土，在五脏属脾；恐、惊在五行属水，在五脏属肾。心主喜，肺主忧，肝主怒，脾主思，肾主恐。大喜伤心，多忧伤肺，大怒伤肝，多思伤脾，多恐伤肾。

西医则认为，心理不健康可导致心态异常，机体内分泌紊乱，引发各种疾病。心理疾病会使人处于不快乐、压抑的状态，长时间的不快乐和压抑导致免疫力下降，免疫力下降了人就容易生病。比如心情激动的时候会使肾上腺素分泌加快、心跳加快等等，这种心情就能直接影响生理变化。

所以，要想让自己家的孩子不生病，除了要注意让孩子吃饱穿暖以外，更要注意保障他的心理健康。一旦孩子心理不健康了，身体健康也很难保障。如今的孩子，家里人都会悉心呵护，但是他们学习压力很大，这是目前的孩子们面临的主要心理问题，家长要多注意疏导才行。平时多参加一些户外活动，或者培养一些其他的兴趣爱好，都能够缓解孩子的学习压力。

2

为什么一家人会生一样的病

有人说，两个人结婚以后，一起生活的时间长了彼此之间会越来越像，最后越来越有夫妻相了。很多大学女生证实，她们宿舍四个人长期生活在一起，原本各不相同的经期也趋向于同步。这虽然还没有完全被科学所证实，但的确是一条生活经验，一家人也是一样。同一家人往往有相似的精神气质，一家人也常常生一样的病。

有的人说："一家人生一样的病有什么奇怪的？就是遗传病呗，父母遗传给子女。"这其实只是一种情况，这种情况也有确凿的证据，很多疾病的确具有遗传性，携带在父母的基因里，传递到下一代身上。还有一种情况，是因为一家人的生活习惯相近，情绪容易相互传染，而生活习惯、情绪活动都可能是引发疾病的重要原因。所以综合以上两方面的因素，一家人确实容易生一样的病。

从这个角度来看，父母如果要想让孩子少生病，自己也要少生病才好。另外家长要注意自己的生活习惯和情绪活动，因为孩子只是一片白纸，他所有的东西都是向父母和其他身边的人学习的，当父母的生活习惯不好，孩子就学习这种不好的生活习惯；当父母的情绪经常消极，孩子也认为这种遇到事情情绪消极是正确的。而孩子的抵抗力比较低，长此以往，孩子可能先于家长就生病了。如果家长生病了，就更应该注意，若是带有传染性的疾病，一定要注意不要传染给孩子，因为孩子的免疫系统实在是太脆弱了，很容易被细菌和病毒攻破。

如果孩子和家长生一样的病，那么家长应该反思一下这其中的原因了，如果排除了遗传因素，那么家长一定要从生活习惯和情绪活动等方面去纠正。

3 父母的心态决定孩子的未来

 心态的重要性

心态就是心理状态的简称。心理过程是不断变化着的、暂时性的，个性心理特征是稳固的，而心理状态则是介于二者之间的，既有暂时性，又有稳固性，是心理过程与个性心理特征统一的表现。

一个人的心态就是他真正的主人。

有很多名人都对心态有精妙的论述，大文豪狄更斯说：“一个健全的心态比一百种智慧更有力量。”于丹说：“越是竞争激烈，越是需要调整心态，并且调整与他人的关系。”大发明家爱迪生说：“登高必自卑，自视太高不能达到成功，因而成功者必须培养泰然心态，凡事专注，这才是成功的要点。”甚至还有人认为，一个人的心态决定了他的命运。

其实说简单点，一个人的心态就是他面对一件事的时候，抱有什么样的态度，持有什么样的看法，这些都直接决定了他要怎么去应对这件事，采取怎样的行动。

单就这一点来说，心态可以说决定了一个人生活的主要内容，决定了他人生的主要轨迹。

当然，心态是可以通过学习知识、从过往经历中总结经验教训而慢慢改变的，但无论心态怎么变化，心态对于一个人的重要性是不会变的。

父母的心态对孩子有极大的影响

正如前面所说，一个孩子最开始只是一张白纸，当孩子面临一种全新的场景的时候，其实他自己并不知道自己该怎么做。

但是孩子的模仿能力很强，他记得自己的父母或身边的其他人是怎么做的，他也有样学样，这样的场景反复几次，孩子的心态基本上就和父母一样了。

从这个角度上来讲，父母的心态基本上就决定了自己孩子的未来。

什么样的心态才是值得提倡的呢？父母具有怎样的心态，孩子比较容易拥有一个比较光明的未来呢？下面我们就来探讨一下这个问题。

父母应该不断完善自己的心态

人的本性都是自大自傲的，谁没有认为自己就是世界中心、是拯救世界的大英雄的时候呢？可是这样的心态不利于一个人的成长进步，如果父母都拥有不断完善自己的心态，那么他们的孩子一定不会差。

孩子懂得学着父母的样子，不断反思自己做得不好的地方，不断学习新的东西让自己变得更好。他可能遇到的最大的困惑就是他的价值观受到冲击的时候，让他迷惑什么是对什么是错。一旦他想明白了，他就又有了勇往直前的勇气，踏上永无止境的新征程。

乐观的父母教出乐观的孩子

如果一个孩子的父母是积极乐观的，在面对任何问题、任何困难的时候都能看到其中的积极因素，保持乐观的心态，那么这个孩子还会害怕挫折和困难吗？不会了。

不过如果没有面对绝境坦然应对的心态，那么积极乐观就是盲目的，是一种阿 Q 精神。因为人力总是有限的，一个人总会遇上一些他无能为力的情况，这个时候如果他还积极乐观，那就是傻。但是他必须能够坦然面对，他知道自己尽人事了，剩下的只能听天命了，这样的孩子永远不会一蹶不振。

高执行力才是成功的关键

作为父母还要有制定计划后立即实施的心态。行动力是一个人成功的关键，如果一个人懂得很多大道理，却是语言的巨人，行动的矮子，那么他最终也是一事无成（除非他靠“忽悠”别人度日）。

父母只有表现出很强的行动能力，孩子才会在有一个想法的时候，脚踏实地地用心去做，去实施，去一步步把自己的梦想变为现实。

韬光养晦、持之以恒

一个人要有所成就，必定要经历长时间的暗淡岁月。如果孩子学到了父母韬光养晦的心态，他就知道目前的低谷是为了将来能攀上更高的山峰；如果孩子学到了父母持之以恒的心态，他就知道今天看似没有成效的坚持，总有一天会得到应有的回报。

一个孩子的父母有了以上四个方面的心态，那么他的未来一定不会庸庸碌碌。

4 孩子为什么脾气这么大

孩子脾气大可能是阴虚火旺

孩子脾气太大让很多家长头疼，动辄大哭大闹，使小性子，闹别扭。很多年轻的父母网络上的流行语看多了，总是说："孩子脾气大，打一顿就好了。"这虽然是一句玩笑话，但其实反映了很多父母对孩子脾气大这件事的认识和理解有问题。的确，有很多孩子脾气很大要归咎于缺乏管教，这种脾气大的确需要父母好好管管，但还有些孩子的脾气大其实是身体出了问题。孩子的身体出了什么问题会导致孩子脾气大呢？主要是阴虚火旺。

所谓阴虚火旺，就是在阴虚的时候，因为津液不足，滋润的力量不够，显得阳气过剩。体内的阳气"过剩"，就要寻找发泄之处，所以孩子的脾气就大了起来。有时候这种阴虚火旺还没有强烈到让孩子身体受损的程度，只是相对而言，体内阴少了，阳就显得多余，阴阳不平衡。这时候的火就是虚火。虚火有很多表现方式，例如阴虚的人会出现咽喉干燥、想喝凉水、眼睛干热、手脚心热等一系列热症，对于虚火旺盛，只需要滋补阴津，虚火自然就被"扑灭"了。

有的读者可能会问："这里所说的阴虚火旺和前面的脾阴虚是不是一回事？"不是这样的，因为我没有说"脾阴虚胃火旺"，所以不是特指脾胃，还包括了其他脏器，比如说像肝阴不足、肾阴不足，都会导致这个问题。阴虚火旺其实是比较常见的，反而脾阴不足较为罕见。

如何让孩子的脾气不那么大

如果孩子的确是阴虚火旺造成脾气大，那么管教的方式就完全行不通了，必须通过滋阴的调理方式，让孩子体内的阴阳平衡，这个问题自然也就迎刃而解了。

那么阴虚火旺应该怎么调理才能让孩子的脾气不那么大呢？首先是父母要在饮食上控制好，这段时间提供给孩子的饮食一定要清淡，拒绝肥腻厚味、辛燥的食物。具体来说可以让孩子多吃一些芝麻、糯米、蜂蜜、乳品、甘蔗、鱼类等清淡温润的食物，对于葱、姜、蒜、韭、薤、辣椒等刺激性比较强的东西应该尽量避免。其次要配合良好而又有规律的睡眠，让孩子睡前有一段安静的时间，睡前千万不要饮茶、锻炼和玩游戏，这些活动会让孩子睡不安稳。在睡眠的时间上尽量早睡早起，中午要有一段午休的时间，保证睡眠的充足。

除此之外，孩子的精神状态也要多加关注，现在就是要解决他们脾气大的问题，所以对于他们的情绪要正确引导。和孩子做一些简单的约定，例如遇到任何情况、有任何要求都应该先说明理由，如果能和父母心平气和地商量，理由合情合理，父母就应该尽量满足；如果孩子自己都觉得理由不充分或者自己知道自己是无理取闹，那就不能发脾气。此外还可以通过一些需要静下来的活动辅助调节，例如让孩子弹弹琴、下下棋、练练书法等。

对付孩子阴虚火旺造成的脾气大，要从生活习惯、日常活动中慢慢调理，父母更是要冷静而有耐心，不能孩子一闹脾气自己也觉得火冒三丈的，那样只会适得其反，一定解决不好孩子脾气大的问题。

5 如何判断孩子脾气暴躁是不是脾虚引起的

孩子脾气大是因为阴虚火旺吗

有的家长读了上面一节很容易产生这样一个问题：“我怎么知道我家里脾气那么大的孩子到底是因为缺乏管教还是因为阴虚火旺呢？”这个问题其实很好回答，因为阴虚火旺是中医里面对体质的一种划分，也是治疗疾病的一个诊断标准。也就是说它是一种不正常的状态，这种状态出现在孩子的身上，不可能只有脾气大一种症状，只要孩子还有其他阴虚火旺的症状，基本就可以肯定孩子的脾气大是出于身体原因了。

阴虚火旺的孩子除了脾气大还有哪些症状呢？人体阴虚则不能制阳，致使阳相对亢盛发展而成阴虚火旺，阴阳不能平衡。孩子之所以阴虚火旺导致脾气不好，主要是因为阴虚火旺会使情绪中枢的功能更活跃，使肝火过旺，过旺的肝火冲击大脑神明，从而让孩子神志烦乱不安，易发脾气，睡觉也受到影响，睡觉时间变短而且多梦。

此外，阴虚火旺的孩子还有一些其他的症状，例如中焦虚寒，中焦虚寒会让孩子出现胃痛、胃胀、消化不良等症状；还有火气上逆，这会让头部的微血管痉挛或充血，让孩子头晕头痛，昏昏沉沉的没有精神活力；还有下焦湿热，这会让孩子的排泄系统受到影响，出现便秘等问题；另外还有四肢乏力、手脚冰凉，容易皮肤过敏，出现皮肤瘙痒、皮炎等症状。

有的家长肯定会想："既然孩子阴虚火旺，那就用去火的方式应对吧。"这其实错误的。中医里的火分为实火和虚火，实火指阳热亢盛导致的火旺；虚火的情况下阳的部分并没有增加，只是阴的部分减少而显得阳的部分增加了。所以这个时候如果用去火的方式应对孩子的阴虚火旺的话，就会造成阴阳两虚的后果，让孩子的情况更糟糕。所以，阴虚火旺只提倡用滋阴的方式，把阴缺损的部分填补回来就好了。

孩子脾气大是因为脾虚吗

阴虚火旺证可偏重于不同的脏腑，临床所见主要是心、肺、肝、肾等几个脏腑，脾阴虚的情况反而比较少。但我们这本书主要针对的是脾胃虚弱的孩子，那么家长应该如何判断孩子的脾气大是不是因为脾虚呢？

这个问题也比较好回答，脾阴不足的孩子有这样一些症状：孩子嘴唇鲜红，舌头也很红，舌苔很薄甚至完全没有舌苔；眼睛干，口也干，总是想喝凉的东西如冷饮；手心脚心都发热，还有潮热；睡觉的时候盗汗，大便干燥。满足以上这些症状，那么基本可以确认孩子就是脾阴虚从而导致脾气大了。

不仅脾阴虚，包括其他脏腑的阴虚火旺都有一个特点：发展缓慢。慢到什么程度呢？一开始父母和孩子自己都察觉不出来有任何异常，但阴虚和火旺是一个恶性循环，阴虚之后火更旺，火旺之后阴更虚，因为二者本就是相对的，之前保持着平衡，一旦有一方"失势"，那另一方就会更进一步，所以直到阴虚火旺严重到一定程度了，才会有上面所谈的其他症状，父母也才会认识到原来孩子阴虚火旺了，必须采取措施了！

如果确认孩子脾气大是因为脾阴虚，其实反而好办一些，因为滋补脾阴的措施我们前面已经谈到过，并不是太难的过程。其实这个问题难的还是在辨别上，所以父母要耐心一些，仔细观察孩子表现出来的各种症状，确定孩子到底是什么原因。如果自己实在看不明白，不妨带孩子去看看医生，而且最好是中医。因为中医治疗这种无明显器质损害的病症更有特色、更有方法。

6 从小就培养孩子的善行

培养孩子善行的重要性

《三字经》里面第一句话就是：“人之初，性本善。”小孩子什么也不懂，大人教他行善他就行善，大人教他作恶，他长大以后就觉得作恶没什么大不了，能得到实实在在的“好处”就行了。好像在我们的观念里面，培养孩子的善行是一件理所应当的事情，可是我们为什么要培养孩子的善行呢？

这个问题在任何时代都是有意义的，尤其是在当下功利主义甚嚣尘上，“天下熙熙皆为利来，天下攘攘皆为利往”的时代里尤其有意义。钱理群先生曾经批评北京大学的学生是“精致的利己主义者”，就是要告诉我们，一定要培养孩子的善行，否则孩子今后长大了，哪怕考到了北京大学这样一等一的学府，依然学不会做人。

只有培养了孩子的善行，他才是一个完全的人，他才会用一生去追求“真善美”的至高理想，这样的理想不一定要求他做出惊天动地的事业，但是至少要求他不断地完善自己，不断地让自己变得更好。善行反映的是善心，一个有善心的孩子，不管人生际遇如何，都会是一个不错的人。如果眼光放长远一些，一个懂得积极行善的孩子，一定会是一个乐于助人的孩子，他在步入社会后更容易获得他人的帮助，因为人都是懂得回报的。

今天，你教会了孩子积极行善，那么他会让我们的世界少一分争夺、多一分温暖。明天，所有人都相信要教会自己的孩子积极行善，那么我们的社会才可能真正变好。每个人都只知道追求自己的利益，不去追求公共的利益，不去行善积德，那么这个社会只会越来越残酷，越来越让人感到压抑。

如何培养孩子的善行

培养孩子的善行应该从让孩子参与家务劳动开始。这可能让有些家长难以理解：“善行不应该是对其他人的吗？为什么要从家务劳动开始呢？”我们都知道，中国古代很多王朝都强调“以孝治天下”，其实这是一个道理。孔子说，一个孝顺父母的人却喜欢犯上作乱，这是没有的事情。因为每个人的品德都是从家庭中培养出来的，如果一个孩子不用做任何家务劳动，那么他在家里只需要索取而不需要给予，你怎么能指望他走出了家庭会对其他人施以援手呢？相反，通过家务劳动，他认识到自己对家人的责任，他认识到自己的劳动能够帮助其他人，能够让其他人肯定他，那么他今后才有可能去帮助家庭之外的人。

培养孩子的善行还要求家长要以身作则，树立榜样。家长言传身教的作用永远是孩子最大的学习来源，如果家长都不愿意行善，你无论怎么告诉孩子要做一个有善心的人，他都不可能真正理解你在说什么。而如果你在路边给乞丐施舍零钱，孩子就会看到乞丐感激的眼神，他会记住那个眼神，他今后也会这么做。可以说，哪怕是假乞丐，在孩子面前也值得装装样子，这不是教孩子不辨是非，在小孩子的眼里，那个人穿得破破烂烂，确实很可怜，而你却无动于衷地走过去，这是多么冷血残酷。如果你证明了那个乞丐其实开着豪车，那么孩子自然会心生愤怒，自然也会懂得施舍之前要明辨是非，但他从小培养的善心不会丢。

最后，父母要对孩子的善行应加以鼓励。孩子是很需要父母的肯定的，父母的肯定就是让他们继续努力的最大动力。如果父母对孩子的善行看在眼里却没有任何表示，孩子就不知道自己做得对不对，而一次简单的肯定和鼓励，能让孩子明白自己在做正确的事情，他以后也会自觉自愿地去做这样的善事。

7

理解是与人交往的前提

理解他人是人际关系的良药

我们劝一个人的时候，常说的一句话就是“你要将心比心”，或者说“你站在他的立场上想一想”。这说明理解他人在人际关系中有着非常重要的作用，是人际关系的良药。法国著名教育家卢梭说：“人在心中应该设身处地想到的，不是那些比我们更幸福的人，而是那些比我们更值得同情的人。”

我们每个人的成长环境、人生际遇、性格特质都完全不同，有差异就会产生分歧，有分歧就会产生矛盾。那么，这么多完全不一样的人在一起怎样才能和谐相处呢？产生了矛盾的话我们又应该如何解决呢？只有靠理解。孔子说：“不患人之不己知，患不知人也。”这句话是说，不要担心别人不理解自己，要担心的是不能理解别人。因为你一旦尝试去理解他人，那么他人感受到你的理解，肯定会对你心存感激，反过来也就会试着理解你了。

人类之所以从无数的物种之中脱颖而出成为世界上独一无二的物种，就是因为人类有合作和沟通的能力。两个人要能够合作，能够和谐相处，必须要能够理解对方才行。管仲和鲍叔牙合作，一起做生意，每次分利益的时候，管仲总是给自己多分一些，但是鲍叔牙并不觉得自己这样吃了亏，因为他理解管仲并不是贪心，而是管仲家里条件确实不好。之后管仲在鲍叔牙的帮助下，最终成为了齐国的千古名相，回过头来他依然没有忘记这个昔日的老朋友，两个人的友谊成了千古佳话。

可见人和人之间的相互理解能够创造多么大的奇迹!

如果人与人之间没有相互理解，那么丛林法则就会统治人类社会，“我不管你到底什么原因，反正结果就是这样”，这样的话一出来，不管是老板和员工，还是家庭成员之间，都会不可避免地造成裂痕，这样的裂痕多了，人就不能在一起和谐相处了。

如何让孩子懂得理解他人

让孩子懂得理解他人的关键在于让他学会换位思考。所谓换位思考，其实就是理解别人的想法、感受，从对方的立场来看事。这些方面的教育要在平时细微之处进行，用孩子身边的案例去教育他。例如某一次爸爸从外面回来，答应好给孩子带什么东西，结果路上堵车了，爸爸很晚才回家，也没来得及买那样东西，孩子肯定不高兴。这时候妈妈一定要让他思考一下：“你在路上堵车心烦吗？”“天都黑了还堵在路上没法回家，着急吗？”“到家附近的时候那家店已经关门了，你还能买到吗？”多问几个这样的问题，孩子就明白爸爸不是故意不给他买，而是确实有客观原因，他肯定就不会哭闹了。但是不高兴肯定还是有的，这时候再给孩子补上一句：“明天一定买回来给你好不好？”孩子通常也会答应。不过父母做出了承诺就一定要做到，否则你的教育就没有任何意义，孩子对你一次次失望，对他来说是很大的伤害，因为父母本是孩子最值得信赖的人。

其实孩子都是很善良的，一旦学会了设身处地地为别人着想，他整个人都会不一样，会变得更加宽容，更加容易原谅他人，也更加懂得有些事情是无能为力的，这样的小孩儿长大以后就不会过分偏执，遇到任何困难也不会做出过激的反应。而这些都有助于帮助他建立起良好的人际关系，因为他在与人相处的时候，总是能够为别人着想，别人都会喜欢他，他的人生之路也会更顺畅。

8 多一点爱心和同情心

爱心和同情心对孩子很重要

爱心和同情心是构成完美个性、良好品德的重要内容，对孩子个性的健康发展，尤其是情感的发展意义重大，是孩子建立良好人际关系的重要基础。富有爱心和同情心的孩子一般都是心地善良的，他们性情温和，惹人喜爱，在集体当中肯定会受欢迎。与之相反，缺乏爱心和同情心的孩子却容易让人觉得性情怪异，他们的行为容易走极端，很难与别人亲近，就算想和别人亲近，别人也会对他敬而远之，他们的人际关系就会出现危机。

现在的家庭往往只有一个孩子，所有人都围着他一个人转，孩子也理所应当地认为这个世界本身就是以他为中心的。他们也许在本质上并不缺乏爱心和同情心，正如孟子所说的那样，“恻隐之心，人皆有之”，可是他们很难站到别人的立场上为别人考虑，对别人的痛苦无法体会。当他们想要什么东西的时候，他们就会认为自己得到是应该的，如果他发现自己最后竟然没有得到，他就会想不开，长大以后更可能采用极端的手段去达到自己的目的。由于爱心和同情心的缺乏，损人利己对他们来说根本不是问题，因为他们不能体会到“己所不欲，勿施于人”这样一个道理。

所以，培养孩子的爱心和同情心，不仅仅能够让他成长为一个人格健全的人，而且能够让他以后的人生道路走得更加顺畅。他也不会在经历重大挫折和困难的时候，去做伤害他人或者自己的事情。爱心和同情心在本质上是一样的，懂得爱别人自然就能够同情别人，懂得同情他人自然就会怀着慈悲之心去爱别人。

如何培养孩子的爱心和同情心

要培养孩子的爱心和同情心，让孩子养一养小动物是最佳的方式。当孩子养了一只小动物，例如一只小猫，每次猫咪饿了的时候，它就会四处找吃的，这个时候孩子看到了，就知道该给猫咪喂猫粮了。如果孩子喜欢看着猫咪吃东西，那就更好了，这个过程会让他内心中的爱心和同情心被唤醒，以后在路边看到可怜的人，他也会觉得应该给他一些吃的，这就是爱心和同情心已经培养起来了的标志。

不过培养孩子的爱心和同情心不能仅仅停留在养小动物上，因为孩子不是要和小动物打一辈子交道，孩子最终是要步入社会的，要把他从小动物身上培养起来的这种爱心和同情心推广到其他人身上去。可以让孩子首先从善待身边的人开始。例如爷爷奶奶或者外公外婆身体不好了，带着孩子一起去看望一番，如果孩子看到长辈遭受病痛的折磨，他一定会感觉到很难受，想要替他们分担一些，这其实就是爱心和同情心的体现。懂得关爱身边的人，父母也一定要做好榜样，如果父母当中的一个加班了回家比较晚，那么回来得早的那一个一定要在家里备好一顿美味的晚餐，在孩子面前表现出对另一方的关爱。这样的生活细节其实对孩子的影响特别大，所以总有教育家说，一个幸福美满的家庭就是对孩子最好的教育。

最后就是要让孩子把培养起来的爱心和同情心推广到陌生人身上，只有能够对陌生人也怀有爱心和同情心，这样的培养才算是真正的成功了，也只有如此，这样的观念和意识才永远不会被孩子忘记。对于新闻中、马路上见到的处于困境之中的人或者社会中的那些相对弱势的群体，要引导孩子多讨论相关的话题。其实孩子学得很快、懂得很多，和他谈论几次了，他自然就能够理解和明白了。等到他能够给陌生人也施以援手，不会觉得举手之劳帮助他人有什么犹豫的时候，他就是一个富有爱心和同情心的孩子了。

9

懂得反省是一种智慧

懂得反省才能有所成就

反省是指回想自己的思想行为，检查其中的错误。孔子的著名弟子曾子曰："吾日三省吾身，为人谋而不忠乎？与朋友交而不信乎？传不习乎？"中国文化一直都很强调反省的作用。事实上，每个人在做事的时候都要持有自我反省、自我修正的态度，并以不断的追求去实现自己美好的愿望。一个善于自我反省的人，往往能够发现自己的优点和缺点，并能够扬长避短，在追梦的途中发挥自己的最大潜能；而一个不善于自我反省的人，则会一次又一次地犯同一些错误，不能很好地发挥自己的能力，在跌倒的地方总是爬不起来。

懂得反省才能有所成就，这几乎是不需要阐述就能够明白的道理。以孩子的学习为例，如果一个孩子的某个知识点没有弄明白，他每次遇到相关的题目总是做错，而他却完全不懂得反省的重要性，从来不去想自己这样的题目为什么总是在考试中或者作业中出错，那么他就永远无法真正地改正这个错误，真正地弥补这个知识点。而一旦某一天他明白了自己应该自我反省一下这些错误，那么他很快就会发现规律：原来自己做错的题目全部都和那个知识点相关，他就知道自己应该回去复习，补上那个知识结构中的疏漏，之后自然而然他就不会再出错了。

学习实际上是一个简单的过程，而人生则要复杂得多。一个人总是在犹犹豫豫中错过了好机会，可能他经历了挫败，错失了太多机遇，依然不明白到底是什么作用。这时候自我反省就是一种深刻的智慧，只有反省到自己行为处事的根本原则上，他才会明白是自己的犹豫不决让自己的人生走了好多弯路。所以，一定要让孩子学会反省。

如何教会孩子自我反省

孩子怎样才能学会自我反省呢？这应该分三步。第一步，遇到挫折和失败以后，一定要让孩子从挫败感中走出来，冷静下来，这样才能有时间、有能力整理自己的思路，回顾自己的过失。如果一个孩子在遇到难题的时候，总是意气用事，总是冷静不下来，那么他可能始终沉浸在某些情绪当中不能自拔，更糟糕的是他很可能养成遇到问题总是怨天尤人的坏毛病。这样他就失去了反省的能力，同时也失去了改正错误的机会。因为他根本不认为这是自己的错误造成的后果，他总是倾向于从外部或者客观中去寻找借口，这样的孩子很难通过自己的努力而实现很大的进步。

在孩子的情绪平复下来以后，第二步才是真正反省的过程。反省的过程要求孩子回顾整件事的前因后果。例如某个孩子竞选班长失败了，他肯定是很沮丧的，但是当他不再沉浸在沮丧的情绪当中的时候，家长应该尽快引导他回顾整个过程。想想自己竞选的过程中有哪里做得不对，或者是自己平时在同学们心目中有哪些缺点，是不是这些缺点导致同学们不愿意选自己。如果孩子悟性比较高，可以引导他想想更深层次的一些问题，例如，选举出一个班长，这个人应该具有哪些条件，其中哪些条件是可以通过自己的努力达到的，怎样达到这样一些条件；对于那些不能通过自己努力达到的条件，或者很多具有偶然性的因素，自己又应该如何利用。如果孩子能够在比较小的时候就懂得这样去思考问题了，那么他长大以后，还有什么样的困难是他不能克服的呢？

不过孩子反省以后，家长还不能置身事外，以为已经万事大吉了，其实这还远远不够，还有最关键的一步：反省的结果有没有被孩子落实到行动上。如果孩子反省倒是很清楚，可是行动的时候依然故我，那么这样的反省就毫无意义了。

10 用新鲜的心态享受一切美好

什么是新鲜的心态

所谓新鲜的心态，就是对事物永远保持好奇心和探索欲，对事物永远不觉得腻烦和乏味。这其实是一种很高的要求，因为日常生活中真正新鲜的东西是很少的。哪怕是王者荣耀这样一款深受许多年龄段喜爱的全民游戏，也不得不通过不停地更新，不停地增加新的人物角色、新的皮肤道具、新的游戏模式来让玩家感觉到新鲜，否则它的玩家可能会不停地流失，因为再好玩的游戏玩一段时间以后也就那么回事，不再那么具有吸引力了。

新鲜的心态有什么用处呢？新鲜的心态意味着活力，人类总是对新鲜的东西更感兴趣，喜新厌旧是人类的通病。所以，一个有着新鲜的心态的人，他不会对生活丧失兴趣，他永远不会感到生活是如此的无聊，他能够每天都精力充沛地投入到自己的学习、工作中，他会让自己的生活更加充实和美好。这样的人更能够享受到人生的幸福，因为他不会轻易抱怨，不会轻易责怪别人，他总觉得还有新的东西等待着他去发现，他永远阳光而又快乐。

如果一个孩子拥有新鲜的心态，那么他的生活必定是充满阳光的。他不会为了永远做不完的作业而又哭又闹，他不会为了妈妈做的换来换去就那么几种的饭菜而感到不开心，他不会为了天天要去上学不能天天玩儿而感到难过。相反的是，他每天去上学都是开开心心的，他期待在学校里发生新鲜有趣的事情，他的注意力永远都在前方，都在更美好的明天。

很多中老年人都会怀念自己的青春，因为那个时候的他们还保有这种新鲜的心态，这种新鲜的心态让他们觉得一切都是美好的，一切都是值得回味的，一切也都是充满希望的。而随着阅历的增加，这种新鲜的心态慢慢被生活的重压磨灭了，所以他们是那么的怀念过去。

如何让孩子保持新鲜的心态

如果读到这里的家长认可这种新鲜的心态能够帮助孩子享受生活的美好的话，那么可能会有人问："怎样才能让孩子具备这种新鲜的心态呢？"这个问题其实本身就是不对的，对于孩子来说，他从来就不缺乏新鲜的心态，他们生下来就对世界充满了好奇，他们总是对周围抱有探索的欲望，他们不需要去学习新鲜的心态。而家长最大的责任在于要教会他们如何保持这种新鲜的心态。

新鲜的心态很容易消失，需要家长和孩子共同悉心呵护。例如孩子在学校里受到了老师的批评，甚至老师还将他表现不好的情况告诉了他的父母，这个时候父母应该怎么办呢？如果父母站在老师一边，义正辞严地回家再批评他一顿，那么他很可能就对学校的学习生活失去了兴趣，他会觉得那只会给自己带来不愉快的经历。如果孩子确实做得不够好，总不能胡乱表扬或者糊弄过去吧？所以这个时候家长一定要耐心地和孩子一起分析这件事情到底是怎么回事，为什么会受到老师的批评。要让孩子明白，这次被批评跟学校、跟老师、跟同学都没有关系，是因为自己做得不好才会出现这样的情况。这样孩子就会从自身入手去做出改变，而不会归咎于学校生活，他对学校生活的新鲜感就不会丧失。

等孩子长大一些了，家长要让孩子学会在永无止境的探索中去保持这种新鲜感。因为孩子比较大了以后，所思所想就更多更复杂了，如果孩子在某些方面表现出了强烈的天赋和兴趣，家长一定要鼓励他在这个方面有更深入的了解和学习，这个过程如果进行顺利，孩子就会在这个领域获得无穷无尽的快乐，他今后也会因此而让自己的人生获益匪浅，甚至最终成长为这个领域的专家。

11 孩子，你要学会感恩

孩子必须学会感恩

感恩是对别人所给的帮助表示感激，这种感激的心态本身就是对他人帮助的一种回报。

十月怀胎，一朝分娩，父母给予孩子生命，又呵护着这个全新的生命健康长大，其中付出的艰辛可想而知。对于父母的关爱和辛劳，孩子最能体会，感情是相互的，父母的付出相应的也应该得到孩子的感激，没有哪个家庭希望养育出不孝的子女，都希望父慈子孝，家庭和睦，让孩子有感恩之心非常重要。

孩子总会离开父母，踏入社会，组建自己的家庭，开创自己的事业。在这期间，孩子会感受到除了父母亲情之外的友情、爱情、社会责任等其他感情，这些能够帮助孩子成长为一个人格健全的社会人。感恩，是中华民族的传统美德，也是一个人的基本品德素养，父母的养育之恩、老师的教诲之恩、朋友的互相帮助、社会的人文关怀等，我们都要心怀感激，努力回报，这是我们的责任和义务。

懂得感恩的孩子，就会自发尊重身边每一个生命，会平等地看待我们身边每一个人，尊重普通平凡的劳动者，也更加尊重为自己付出的父母，不会心安理得地当“小皇帝”“小公主”，而是会更加体会劳动的辛苦。

感恩是一种处世哲学，也是生活中的大智慧。人这一生，没有大自然和他人的恩典，根本就没有办法存在：人从母亲怀胎十月开始，一直到最后长大成人，都要受父母的生养之恩；上学的时候要受许许多多老师的教诲之恩；与人交往，要受到亲人朋友的关照之恩；吃饭穿衣，要受到大自然的馈赠之恩。

可以说感恩之心是做人的根本，一个不懂得感恩之心的人根本就不能成为一个真正的人。人生来就有感恩之心，但是很多孩子随着一天天长大，慢慢地忘记了感恩之心。

他觉得父母给他饭吃、给他衣服穿、在他生病的时候照顾他是天经地义的事情；他觉得自己住的地方有阳光、有春风拂面、有鸟语花香也是世界本来就是如此；他觉得自己所获得的一切都是应该的，而不需要任何人的帮助和合作。

可是这样的孩子，以后怎么走出家门走入社会呢？

感恩之心不仅仅是对别人的恩典心怀感激，更重要的是一种知足的心态。为什么这样说呢？当他懂得知足的时候，每当他有所获取，他就会觉得自己所享受到的东西已经超过了自己应得的，已经超过了自己所需要的，这样他就会发自内心地对这些获取表示感恩。

这样的人是智慧的人，他不会为自己没有的东西斤斤计较，也不可能一味索取最终导致自己的私欲膨胀而玩火自焚。

学会感恩，为自己已经拥有的东西而感恩，感谢生活给予的一切。这样的人才会有一个积极的人生观，才会有一种健康的心态。

如何培养孩子感恩的心

独生子女很容易被父母和爷爷辈的长辈们溺爱，从小到大都被呵护有加，父母长辈们的爱是伟大的，因为他们的付出不求任何回报，只希望孩子的需求都能得到满足，孩子能够健康茁壮地成长。

但是这样的孩子也逐渐失去了感恩的心，他们习以为常的把这一切错误地认为是天经地义的。其实这也不能怪孩子，因为他周围的人给他的就是这样的信号：你不需要付出太多东西，你只需要获取就可以了。

不过，越来越多的父母意识到这样是不行的，一定要培养孩子的感恩之心。

可是怎么培养孩子的感恩之心呢？如果孩子比较大了反而不好纠正，小一点的孩子可塑性更强。

首先，感恩之心的培养要从孩子孝顺父母长辈开始。因为孝顺本身就是感恩的体现，没有感恩，就没有孝顺。孝顺父母的核心不仅仅在于听父母的话，更重要的是从内心深处尊敬父母、爱父母，真心实意地想为父母分忧解难，在家庭中勇于承担自己的责任。所以“孝顺”二字，说起来简单，做起来很难。

其次父母永远是孩子最好的榜样。为人父母的应该以身作则，在孩子面前表现出感恩之心。这种表现有的时候很简单，只要父母对自己的爸爸妈妈经常嘘寒问暖，对任何人的任何一次哪怕很微小的帮助都真诚地说一声“谢谢你”，孩子就会学着去做。

有的时候这种表现则很困难，为了回报别人，可能要花很长的时间、花很大的精力去完成一件事情，如果孩子问起这样的事情，那么应该毫不保留地告诉他，爸爸妈妈正是为了回馈别人才愿意付出这么大的努力去做这件事。

最后则是要让孩子吃些苦头才行。父母当然想要把孩子泡在蜜罐里，但是温室里的花朵总是凋零得最快的，只有经历过风雨的花朵才更坚韧、更美丽。

如果孩子体会到父母和其他长辈的辛苦之处，他就再也不会轻易地认为长辈们为自己做的那些事情是理所当然的了，他会知道长辈们为自己付出了太多。这种辛苦也不需要特意制造，只需要让孩子自己打扫房间，自己洗洗碗、买买菜就可以了。

12

“满足孩子的一切要求”并不可取

我们经常说不能溺爱孩子，不能过度纵容孩子，溺爱和纵容最常见的表现就是“满足孩子的一切要求”。

很多家长并不是有意识地这么做的，没有哪个家长认为自己应该满足孩子的一切要求，不过很多家长的行为的确相当于满足孩子的一切要求。

例如有的孩子在一个时期对钢琴很感兴趣，也许这个家庭并不是很宽裕，可是父母觉得孩子有这样的兴趣爱好，应该全力支持他。

但是家庭真的应该这样支持这个孩子一时心血来潮的想法吗？有些孩子的确是这样，父母给他置办了价格不菲的钢琴，为他报了不便宜的钢琴班，可是没学到半年，孩子就放弃了，转而想学其他的东西，这个时候又要满足他的新要求吗？

这样说相信读者都能明白这个意思：不管是孩子什么样的要求，哪怕有些要求看起来让父母很欣慰，也不能随随便便就满足孩子。这样不利于孩子以后在社会上努力获得自己想要的东西，他会觉得想要什么一伸手一开口就会有什么。

正确的做法是什么呢？不管孩子提什么样的要求，家长都要让孩子付出相应的代价，小要求付出小代价，大要求付出大代价。

只有这样，孩子才会明白，世界上的一切获取都是需要付出的，没有耕耘，就没有收获。孩子如果能够培养出这样切合实际的观念，难道不会对他的成长更有好处吗？这样他就知道，如果自己想要获得什么，就要付出相应的努力。如果他想要获得荣誉，就需要自己努力去争取；如果他想要获得利益，就需要自己努力去赚取。只有诚实的劳动和努力，才能换来自己想要的东西。

13

学会原谅与宽容

原谅与宽容代表了心胸

当一个人得罪了另一个人的时候，在一旁劝解的人常说这样一句话：“王侯腹里堪走马，宰相肚里能撑船。”这讲的就是原谅与宽容的美德。

别人犯了错误，侵犯了你的利益，你不会想着斤斤计较，不会想着报复，这就是原谅与宽容；别人有什么让你看不惯的地方，有什么做得不好的地方，你都能够包涵，这也是原谅与宽容。

原谅与宽容代表一个人的心胸，只有心胸开阔的人才有可能成就大事业。

汉朝开国大将韩信在没有从军前，曾经受到了乡间流氓的欺凌而受胯下之辱（从流氓胯下爬过）。后来韩信帮助刘邦打下了天下，被封为楚王回到故乡，众人都认为那个流氓必死，可是韩信不但没有杀那个流氓，反而给了他一个小官做。

这是为什么呢？韩信说若不是当时流氓的欺负刺激到了他，他就不能奋发努力，所以自己有这么风光的一天还要感谢那位流氓。这是多么难以做到的原谅与宽容啊！可是韩信做到了，可能也正因为如此，他才能够帮助刘邦开创大汉王朝四百年的基业吧。此事成为千古美谈，展示了一个了不起的人物的开阔心胸。

一个心胸狭窄的人是难成大器的。

当一个人心胸狭窄了，如果他作为领导，他就会嫉贤妒能，他的手下也不会为他竭尽全力；如果他作为员工，就很难与同事进行很好的协作，很难在团队中起到积极的作用，很难完成复杂艰巨的工作任务，他可能永远都只是一个普通的员工，如果不留神还可能被开除。

如果不能懂得原谅与宽容，一个人也会活得非常累。因为他的眼光总放在别人的错误上，总是被过去的事情绊住了前进的脚步，他很难有快乐的生活，也很难大踏步地向前走。这样的人不光让别人难受，自己也过得不舒心。

让孩子学会原谅与宽容

要让孩子学会原谅与宽容的第一大难题是让孩子克服自我中心主义。

现在的孩子早已习惯了一切都以自我为中心，而原谅与宽容在某种意义上意味着退让和隐忍，这让以自我为中心的孩子们难以接受："我凭什么就这样原谅了他？"

原谅与宽容实际上是一种高深的智慧，很难让孩子明白，原谅与宽容的一方其实才是更聪明的一方。所以，父母一定要和孩子讲清楚，什么是原谅与宽容，原谅与宽容意味着什么，原谅与宽容是如何让一个人变得心怀宽广的。

不过孩子估计很难理解。这时候家长不妨多给孩子讲一些伟大的人物的故事，因为榜样的力量是无穷的。

不过要让这个故事起到榜样的作用，需要注意一个小问题，那就是要先树立起榜样，让孩子觉得这个人真的特别了不起才行。

要让孩子学会原谅与宽容的第二大难题是要让孩子明白自己的愿望不可能都得到满足。父母在平时的生活中，就要求孩子摆正自己的位置，不能让他以为自己是家里唯一的宝贝，更不能让他以为家里的其他人都会想办法满足他的需求。

如果是这样的话，他就很容易问出上面那样的问题，他就很难暂时委屈自己。而一旦孩子在平时就能够认识到自己其实只是家里的一个普通成员，那么他就能够在遇到冲突的时候，觉得大家都有退让的义务。如果父母在这个时候再鼓励他一下，孩子勇敢地选择原谅与宽容就并不是太困难的事。

克服了以上两个困难，孩子学会原谅与宽容就没有太大的问题了。如果孩子能够做到原谅与宽容，家长不妨给予一点儿口头上的表扬，给予他一种精神上的肯定，弥补他那一点小小的委屈，下次他才更有动力去原谅与宽容。